Implant Overdenture의
핵심 원리와 실전 노하우

실전보철임상시리즈 (Ⅱ)

Implant Overdenture의 핵심 원리와 실전 노하우

이 정 열 · 신 상 완

대한나래출판사

서문

고려대학교 구로병원 치과센터 보철과에서는 지난 6년여 동안 세 번에 걸쳐 약 15억 원에 이르는 한국보건산업진흥원의 임상연구비를 수주하여 임상연구(2~3년 정부지원과제)를 진행하였다. 연구의 주제는 무치악 환자의 implant overdenture 치료에 대한 것이었다. 모두 전향적-무작위-임상연구(RCT)였고, 앞선 두 번의 연구는 하악 무치악, 마지막 최근의 연구는 상악 무치악에 대한 implant overdenture 연구였다. 세 번의 임상연구에 참여한 피험자 수만도 120명을 넘었으며, 그 연구와 관련되어 발표한 논문이나 증례보고도 수십 편에 달하였다.

전향적 임상연구는 가장 evidence가 높은 연구결과를 제시해 줄 수 있지만, 그 노력과 비용 때문에 선불리 시도되기 어려운 점이 있다. 하지만 정부의 연구지원과 우리 대학 구성원의 노력, 관련 임플란트 회사의 협력으로 무사히 임상연구를 성공적으로 마칠 수 있었다. 국내에서 특정 분야에 대한 전향적 임상연구가 체계적으로 시도된 것이 거의 처음이라는 자부심도 느끼며, implant overdenture에 대한 임상적, 학문적 결과를 체계적으로 정리하여 많은 치과의사들에게 신뢰 있는 근거를 제시할 수 있었다는 사실에 뿌듯한 생각이 든다.

이 임상연구에서 얻어진 연구성과와 그동안 고려대학교 구로병원에 쌓인 임상경험, 그리고 고려대학교 임상치의학대학원 고급치과보철학과에서 이루어진 강의를 바탕으로 implant overdenture에 대한 체계적 고찰과 임상적용에 대한 원리를 이 책에 모아 보았다. 부족한 점이 많지만 implant overdenture를 시작하려는 치과의사와 조금 더 예측 가능한 implant overdenture 치료를 하려는 임상가들을 위해 조금이나마 도움이 되었으면 하는 바람으로 이 책을 만들었다.

아울러 이 책이 나오기까지 연구와 임상에서 노력을 아끼지 않았던 전공의들과 고려대학교 임상치의학연구소의 모든 연구원들에게 감사드린다.

2017년 5월

이 정 열, 신 상 완

목 차

contents

01 서론: Implant Overdenture의 현재

노인 인구에서 무치악 환자의 비율은 세계적인 산업화의 영향으로 급속히 줄어들고 있으나, 급속한 고령화로 인해 오히려 증가되는 추세이다. 2010년 국민구강건강 실태조사(보건복지부)에 따르면 65세 이상 노인인구에서 상·하악 중 한쪽만이라도 무치악인 경우는 3.1~13.6%에 이르고 있다. 따라서 무치악 환자의 증가는 총의치를 비롯한 무치악에 대한 더 많은 보철치료 수요를 초래하고 있으며, 아울러 삶의 질에 대한 욕구도 높아져 더 나은 치료에 대한 환자들의 바람도 커지고 있다(그림 1-1, 1-2).

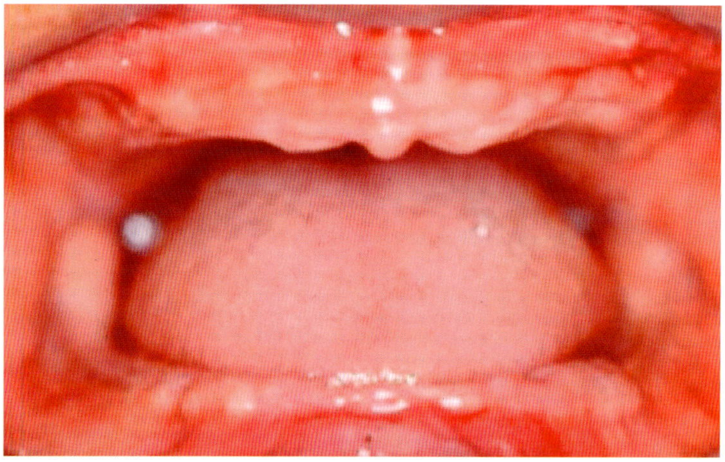

그림 1-1. 전체 무치악 환자는 증가되고 있다.

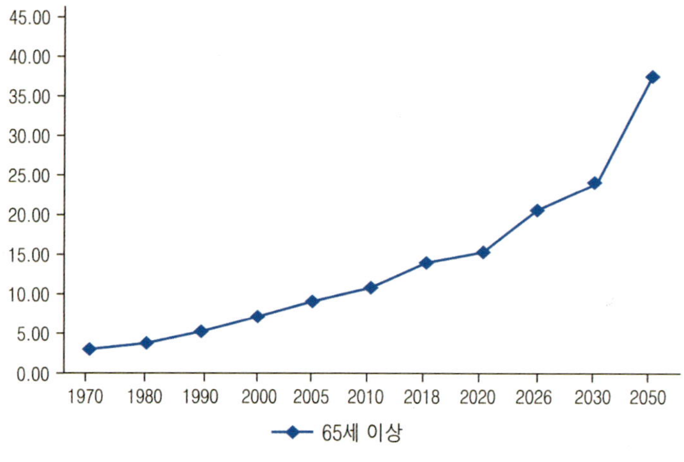

그림 1-2. 65세 이상 노인인구의 변화(%)(통계청, 2010).

그러나 무치악 환자의 통상적인 치료인 총의치의 경우 자신의 자연 치아에 비해 약 20% 정도의 낮은 저작기능 회복, 사용의 불편감, 짧은 내구성 등 치료의 한계로 implant overdenture가 효과적인 대안으로 떠오르고 있다.

인구의 노령화는 생활패턴의 변화와 소득수준의 향상 등과 함께 치과의료 수준의 향상에 밀접한 관계를 갖게 되었고, 그에 따라 치과 임플란트의 수요는 매년 기하급수적으로 증가되고 있다.

그러나 무치악 환자에서의 고정성 임플란트 지지 보철치료는 많은 수의 임플란트가 필요하여 지나치게 가격이 비싸고, 골조직의 부적절한 양과 구조로 인해 적응증이 제한되거나, 부가적으로 골량을 증가시키는 외과적인 처치가 수반될 수 있다. 따라서 고령이거나 전신건강이 취약하고 경제적으로 어려운 환자에게 한계가 있어, 좀 더 쉽고 저가이면서 결과가 양호한 일반적인 보철치료인 implant overdenture가 효과적일 수 있다(그림 1-3, 1-4).

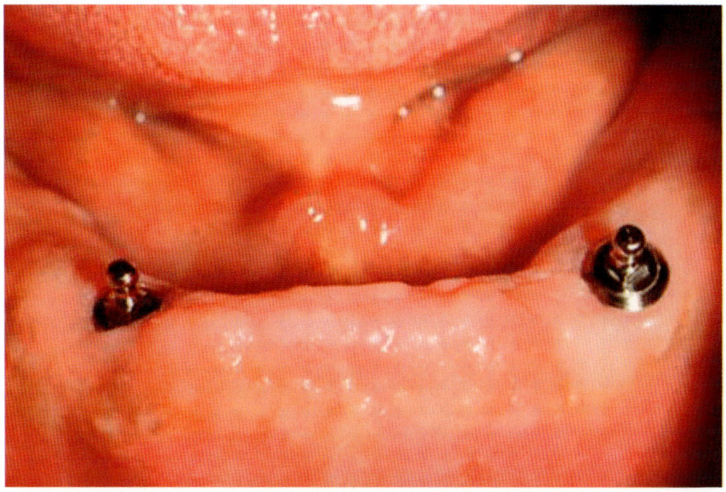

그림 1-3. Ball attachment를 이용한 overdenture.

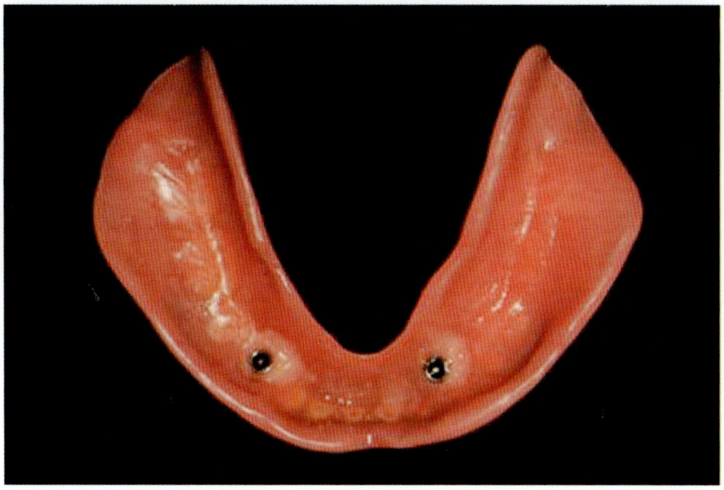

그림 1-4. Overdenture의 내면.

Implant overdenture는 기존의 총의치보다 뛰어난 기능과 만족도를 보이면서 고정성 임플란트 보철치료보다 용이하고 비용 면에서도 유리하다. 따라서 현재 무치악 환자에서 가장 효과적인 치료방법으로 인식되고 있고 학술적으로도 성공적인 보철치료라는 것이 확인되고 있다. 2002년 캐나다 McGill 대학에서의 Consensus Conference와 2009년 영국에서 열린 York Consensus

Conference에서도 재차 확인된 implant overdenture의 장점은 다음과 같이 정리할 수 있다.

- 높은 임플란트 성공률
- 보철물 및 구강위생관리가 용이하고 높은 환자의 만족도
- 상대적으로 단순한 치료과정
- 고정성 보철물보다 상대적으로 낮은 치료비용
- 사용가능한 여러 가지 attachment system

하지만 이러한 연구 결과는 하악의 implant overdenture에서 적용되는 것이다. 상악의 경우는 아직 더 많은 연구의 뒷받침이 있어야 한다.

무치악 환자에서 implant overdenture의 임상술식에는 여러 가지 선택할 수 있는 많은 방법이 있다. 그러나 하악의 implant overdenture의 치료로 최선의 경과를 얻기 위해서는 임상과정 하나하나에서 모두 세심한 고려에 따른 선택이 필요하다. 식립할 임플란트를 개수, 가능한 외상을 줄이는 수술, fixture의 위치나 방향, 가장 적절한 어태치먼트의 선택, 또 그 어태치먼트를 어떻게 연결할 것인가 등의 선택의 기로에서 가장 근거에 입각한 선택을 하는 것이 중요하다고 하겠다.

Implant overdenture는 의치의 저작기능 개선 및 안정성에 도움을 주며 잔존 치조제의 흡수를 예방하며 환자에게 정신적으로도 안정감을 준다. 하지만 치조골의 흡수가 너무 심하여 골량 및 골폭이 충분치 않은 환자나 전신질환으로 너무 쇠약해진 환자 또는 경제적으로 어려운 환자에게는 일반적인 임플란트 식립이 어렵다는 문제점도 있다. 이런 경우 치료기간이 짧고, 치료비가 저렴하고, 적용범위가 상대적으로 넓은 미니 implant overdenture를 선택할 수도 있다. 하지만 아직 장기간에 걸친 임상연구가 뒷받침되지 않아 앞으로 더 많은 연구가 필요하다고 할 수 있다.

참고 문헌

1. Thomason JM: The McGil consensus statement on overdentures. Mandibular 2-implant overdentures as first choice standard of care for edentulous patients. Eur J Prosthodont Restor Dent 2002;10:95-96.
2. Thomason JM, Feine J, Exley C, Moynihan P, Müller F, Naert I, et al.: Mandibular two implant supported overdentures as the first choice standard of care for edentulous patients-the York Consensus Statement. Br Dent J 2009;207:185-186.

02

무치악(Edentulism)과 Implant Overdenture

1. 무치악이란?
2. 무치악 환자의 형태학적 변화
3. 무치악 환자에서의 골 소실의 양상
4. 골조직 흡수의 원인
5. Implant overdenture와 치조골 흡수

치조골의 운명은 치아와 불가분의 관계에 있다. 치아가 어떠한 이유에서든지 상실되면 그에 따라 치조골의 존재도 점차 사라져 버리게 된다. 치아의 결손은 치과보철의 여러 방법으로 대체할 수 있지만, 광범위한 치아의 결손은 치조골 및 기저골에서 지지의 몫으로 넘어가 가철성 의치, 총의치, 임플란트 등이 치료의 방법으로 선택되게 된다. 그러나 치조골의 운명은 이미 치아의 상실과 연관되어 계속적이지만 일관성 있게 소실되는 방향으로 나타나는 변화가 일어나게 된다. 이러한 골조직 변화의 원인은 매우 다양하며 명확한 원인 또한 알 수 없지만, 이에 대한 연구의 궁극적인 목표는 변화의 조절과 예방이라 할 수 있다. 치과임상에서 이러한 변화를 예측하고 변화양상에 따라 치료시기를 결정하거나 변화의 정도를 줄일 수 있다면 치료의 매우 중요한 성공요인이 될 것이다. 실제로 이러한 문제들은 오랜 기간 동안 많은 학자들에 의해 다루어져 온 중요한 화두이다.

1 무치악(Edentulism)이란?

무치악이란 치아가 모두 존재하지 않은 구강 내 상태를 일컫는다. 아울러 치조골의 흡수가 필수적으로 동반되며 환자에게 만성적인 질환을 앓고 있는 외형을 제공한다. 또 무치악이라는 치과적 질환은 치유되지 않고 기능적으로나 심리적인 장애를 유발한다고 알려져 있다. 무치악의 영향은 심리적 건강과 기능뿐만 아니라 사회경제학적인 위치와 생활 만족도 및 나아가 환자 자신의 자존감에도 병적인 영향을 주게 된다.

Carlsson 등의 연구에 따르면 최근 30년 내 무치악 환자의 유병률은 급격히 감소하고 있는 추세이다. 그러나 Douglass 등의 연구에 의하면 총의치의 필요자율은 오히려 증가하는 예측결과를 보이고 있다. 이는 산업화와 의료혜택의 증가로 노인인구에서 무치악의 유병률은 낮아지고 있지만, 노인인구의 폭발적 증가로 인한 무치악 환자의 절대인구는 증가되고 있기 때문이다(그림 2-1).

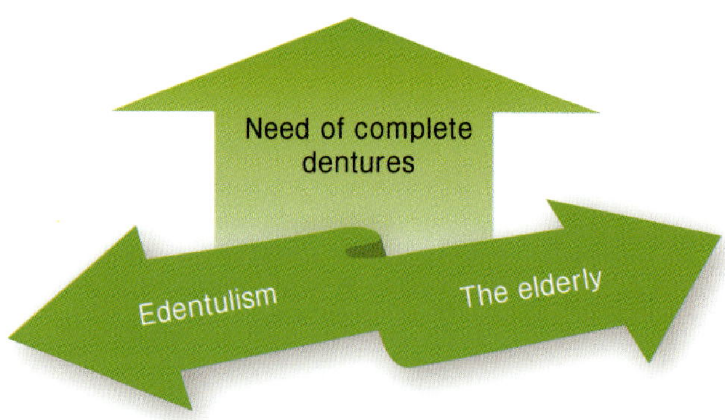

그림 2-1. 노인인구의 증가로 총의치 필요자율은 오히려 증가하고 있다.

무치악은 또한 전신적인 건강에 큰 영향을 준다고 알려져 있다. Felton(2009)은 무치악 환자에서 순환기 질환이나 치매 등의 뇌기능장애와 같은 전신질환이 깊은 연관성을 보인다고 하였다. WHO의 보고서에 따르면, 무엇보다 무치악 환자는 일차적인 영양섭취의 저하로 심각한 영양결핍을 초래할 수 있어 무치악은 전신적 장애상태의 하나라고 규정하고 있다.

무치악과 연관되어 나타날 수 있는 전신적 질환은 골다공증, 당뇨, 류마티스성 관절염, 암 등으로 알려져 있다. 구강 내에서나 안면부에서도 구강 내 연조직의 병변이나 안모의 소실 등 직접적인 영향도 나타난다.

2 무치악 환자의 형태학적 변화

무치악 상태와 관련된 형태학적 변화는 나이의 증가와 더불어 안면의 형태변화로 나타난다. 외형적인 안면의 변화를 보면 입술이 얇아지고, nasolabial groove가 깊어지며, labiomental angle이 소실된다. Columella-philtral angle이 깊어지고 horizontal labial angle이 감소된다. 물론 이 모든 변화가 골조직의 흡수에 의해서만 발생하는 것은 아니고 연령증가에 따른 피부조직과 안면근육의 변화에서도 그 원인을 찾을 수 있다. 수년간 의치를 사용한 환자는 잔존치조제의 흡수로 인해 발치 전의 얼굴 형태나 고경에 뚜렷한 변화가 있다(그림 2-2).

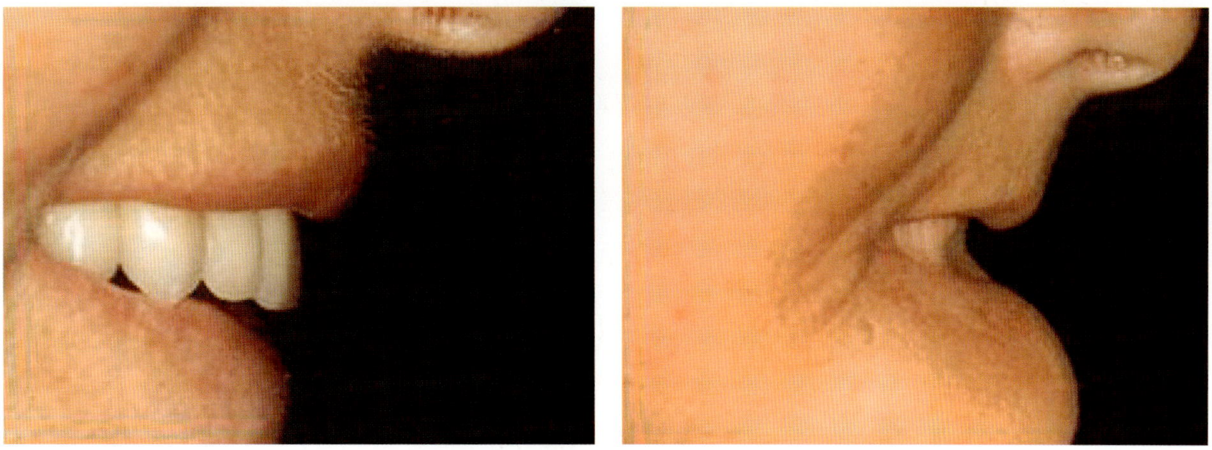

그림 2-2. 얼굴 형태나 고경의 변화.

안면고경의 감소는 주로 하악 치조제의 심한 흡수에 기인하며 이에 따라 하악은 전상방으로 회전하게 된다. 하악의 위치변화는 현저한 하악골 전돌이 수반된다. 이런 치조제의 감소와 악간관계의 변화에도 불구하고 두개골 기저부와 상·하악의 기저골은 변화가 없다. 치조제의 흡수로 인한 총의치의 위치변화는 하악에서 더 크다. 의치가 기저부 쪽으로 가라앉는 변화 외에 하악

의치가 잔존 치조제에서 전방으로 미끄러지는 경향을 보인다. 하악의 상방으로의 회전과 하악 의치의 전방 미끄러짐은 수평적 피개량을 감소시킨다.

무치악 환자는 단순히 치아의 결손만을 의미하는 것이 아니라 그 이상으로 더 많은 것을 잃는다. 즉, 치근막과 그와 관련된 mechanoreception 및 상당량의 치조골을 상실을 동반한다. 구강 내에서 일어나는 형태학적인 변화는 sharp, spiny residual ridge, 고르지 않은 residual ridge, 돌출된 mylohyoid ridge와 internal oblique ridge, 현저한 genial tubercles과 mentalis eminence, attached mucosa의 감소나 소실, unfavorable frenal attachments, neurovascular structures의 비정상적인 위치, hypermobile ridge tissue, enlarged tongue, atrophic mucosa 등과 같은 여러 해부학적 형태의 변화이다. 이는 보철수복 시 가철성 의치의 유지 및 지지 문제에 직접적인 영향을 주어 치료의 예후를 좌우하게 된다(그림 2-3).

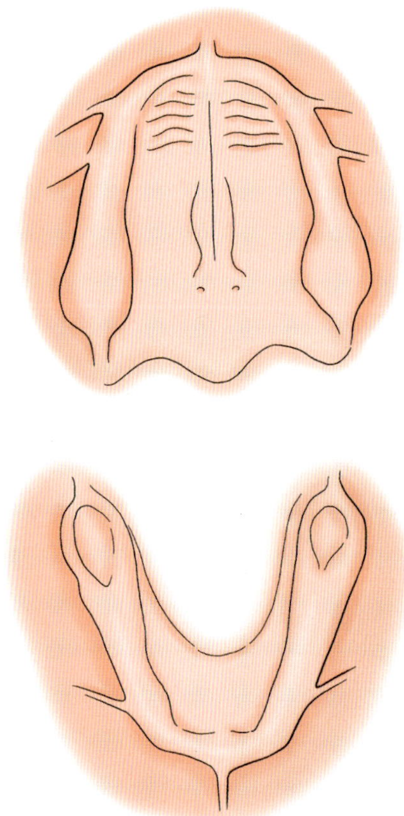

그림 2-3. 상·하악 무치악 형태.

보철물을 지지하는 문제는 치근막 소실이라는 양적인 문제와 하중을 견딜 수 있는 지지조직의 감소라는 질적인 문제뿐 아니라, 이러한 요인들이 복합적으로 작용할 수 있는 위치 또는 형태학적인 변화가 문제를 더 어렵게 만든다. 음식물의 저작 기능은 치아와 그 지지조직에 가장 직접적인 관련이 있다. 치아는 적절한 지지가 있을 경우에 그 기능을 제대로 발휘할 수 있으며, 이런 지지는 치주조직이 제공한다. 그러나 무치악에서는 모든 기능적, 비기능적 하중의 전달이 점막 조직으로 바뀌게 된다. 구강 내 한 악궁에 있는 전 치아의 치근막의 넓이는 약 45cm^{2}가 된다. 그러나 무치악 환자에 있어서는 지지조직의 넓이가 상악에서 23cm^2, 하악에서 12cm^{2}로 축소된다. 게다가 잔존 치조제의 활용범위는 여러 가지 이유로 제한 받게 된다. 점막은 의치를 장착하는 데에 적응하고 견디는 능력이 치주조직에 비해 상대적으로 약하다. 특히 전신적 소모성 질환이 있는 경우에 더 심하다. 여러 연구에서 의치의 사용은 치조제 흡수를 가속시키는 것으로 알려져 계속적 흡수를 초래하여 의치의 유지 및 지지를 더욱 어렵게 한다.

3 무치악 환자에서의 골 소실의 양상

Cawood와 Howell(1988)은 300개의 건조 상·하악골의 형태를 조사하였는데, 그 결과 특별한 이유가 없는 한 기저골의 모양은 변하지 않는다고 보고하였다. 아울러 치조골의 모양은 수직적, 수평적으로 모두 변화가 있는데, 위치에 따라 하악 전치부는 순면에서, 하악 구치부는 수직적으로, 상악 전치부는 순면, 상악 구치부는 협측에서부터 흡수되는 양상을 보이는 것으로 관찰하였다(그림 2-4).

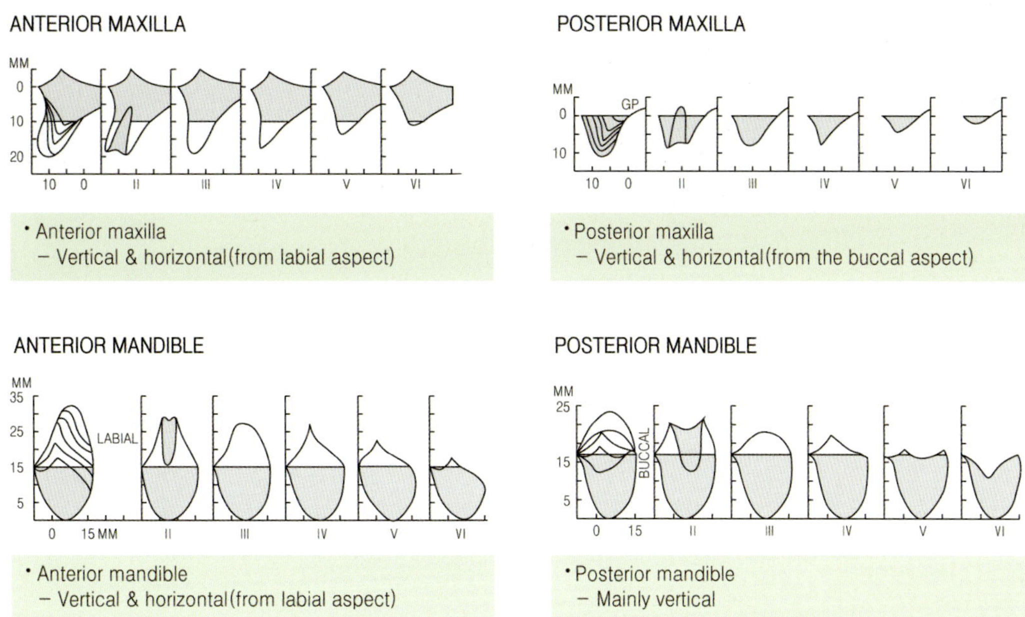

• Anterior maxilla
– Vertical & horizontal(from labial aspect)

• Posterior maxilla
– Vertical & horizontal(from the buccal aspect)

• Anterior mandible
– Vertical & horizontal(from labial aspect)

• Posterior mandible
– Mainly vertical

그림 2-4. 치조골의 흡수 pattern(Cawood와 Howell 1988).

치조제의 흡수와 악골의 변화는 교합관계의 변화와 함께 개인적인 차이가 크다. 일반 골격의 형태학적인 변화와 의치사용 7년간의 전방부 골소실 사이의 관계분석에 의하면, 하악골의 모양과 흡수 사이에 현저한 연관성을 나타낸다. 골흡수의 양상은 상악보다 하악에서 더 크게 나타난다. 발치 후 첫 해에 일어나는 골흡수의 정도는 상악에서 평균 2~3mm, 하악에서 4~5mm로 알려지고 있다. 또 Atwood와 Coy(1971)는 하악이 상악에 비해 약 4배의 골흡수를 보인다고 보고하고 있고, Douglass 등(1993)은 20년간의 관찰에서 하악은 골흡수가 많았으나 상악은 거의 없는 것으로 주장하였다.

이렇게 하악이 현저한 골 흡수를 보이는 것은 상악 치조제보다 의치를 통해 다양한 기능적 하중에 반응하기 때문인 것으로 추측된다. 또 상악에서 상대적으로 흡수가 적은 것은 경구개 부위가 큰 역할을 한다고 생각된다. 상악에 있어서 경구개의 후방부위는 안정된 양상을 보이는 반면, 전방부 치조제는 발치 후 6개월 동안 약 23%의 체적감소가 있는 것으로 알려지고 있다.

의치의 오랜 장착 중에 발생하는 치조제의 흡수는 의치장착 첫해 흡수되는 것과 비교해서 미약하다. Tallgren(1972)의 연구에 의하면, 발치 후 13.5년간 관찰한 실험군에서 상악은 7.7mm, 하악은 2.2mm의 흡수를 보였으며, 10년에서 25년까지 관찰한 실험군에서는 각각 3mm와 0.8mm의 흡수를 보였다(그림 2-5).

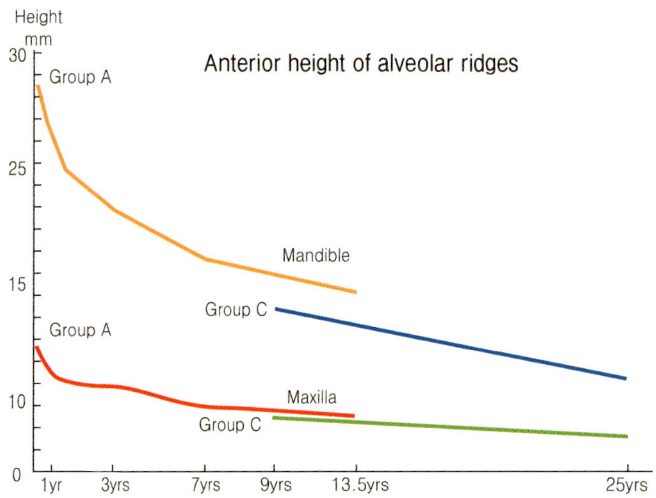

그림 2-5. 시간에 따른 상·하악의 치조제 흡수 정도[Tallgren(1972)].

또 Carlsson 등의 연구에 의하면 발치 후 5년이 지나면 흡수 정도는 원래 골의 약 1/3 정도로 감소하고 그 이후에는 1/4 정도의 비율을 갖는다고 보고하고 있다. 아울러 측정치의 개인차가 매우 크게 나타나는 사실도 대부분의 연구에서 공통적으로 보여주고 있다.

시간이 오래 경과함에 따라 상·하악 치조제가 흡수되는 평균비율은 첫 해의 약 1/10이 되며, 상·하악 간의 흡수율도 거의 같은 비율로 나타난다. 치조제의 전방부위 흡수율 거의 같은 비율로 나타난다. 치조제의 전방부위 흡수율과 상·하악 간의 관계는 평균적으로 일정한 양상을 보인다.

4 골조직 흡수의 원인

치조골의 흡수는 만성적으로 진행되며, 돌이킬 수 없는 결과를 초래하는 다원적 요소에 의해 영향을 받는 질환이라 할 수 있다. 치조골 흡수의 원인은 연구자에 따라 여러 가지의 분류가 있다. Atwood와 Coy(1971)는 해부학적 요인, 생물학적 요인 및 물리적 요인으로 주된 원인을 구분하였으며, Woelfel 등(1976)은 5개의 group으로 나누어 anatomic, physiologic, metabolic, behavioral, 기타 등으로 구분하고 있으나 어느 하나의 요소도 골흡수와의 관계에서 특이성을 갖지는 못한다. Carlsson 등(1990)이 골흡수 원인을 국소적인 요소와 전신적인 요소를 나누어 구분한 것을 보면 다음 표 2-1과 같다.

표 2-1. 무치악 골의 흡수원인[Carlsson 등(1990)]

Prosthetic & local factors	Mandibular atrophy & metabolic factors
• Denture wearing habits • Different types of load to the bone	• Osteoporosis & mandibular bone loss • Diet and nutrition • Exercise • Systemic diseases and bone loss

그러나 위의 요소들도 반드시 골흡수에 직접 관여한다고 볼 수 없으며, 어느 한 개의 요소들이 특별히 영향을 주지는 않는다. 치조골 흡수의 정도는 개인차가 매우 크다. 하악골의 흡수는 anatomy, 보철물, 기능적인 요소 등과 연관되어 있고, 치조제의 형태와 연관이 있다. 이 중에서 하중을 조직에 전달하는 것과 관련해서 근력(muscle tone)이 중요한 요소이다. Masseter muscle의 힘은 gonial angle과 상관관계를 보이고, 하순과 mentalis muscle이 강한 경우에는 의치의 유지력이 떨어지고, 아마도 하악 전치부의 골흡수를 촉진시키는 요인이 될 것이다. 그러나 하악골의 길이는 골흡수와 상관관계가 없는 것으로 보고되고 있고, 의치에서 도치를 자연치보다 설측으로 배열한 의치를 사용한 경우에 골흡수는 더 많은 것으로 보고되었다.

치조골의 흡수는 초기에 많으며 시간이 지남에 따라 양이 감소한다. 의치의 사용은 치조제의 흡수를 가속화시키는 역할을 하며, 사용하지 않더라도 치조제의 흡수는 피할 수 없다.

무치악 환자는 구강 내 기능에 한계가 있다. 자연치 상실 후 지지조직의 감소와 가해지는 힘을 분산시키는 양태의 변화가 상황을 더욱 악화시킨다. 잔존치조골이 흡수되면서 계속해서 denture bearing area는 작아진다. 일부 환자들은 의치 장착 시 하악 점막이 이에 견디거나 적응하지 못한다. 치조골이 심하게 위축된 하악 무치악은 보철과의사에게도 커다란 문제가 된다. 결국 치과의사는 치조골의 흡수된 양상을 정확히 파악하고 그 경과를 예측하여 그에 따른 정확한 보철물을 제작하고, 환자로 하여금 심리적 안정을 찾아 잘 적응할 수 있는 안내자가 되는 것이 일차적인 역할이다. 그리고 치조제의 흡수를 막을 수 있는 방법을 밝히는 것이 이차적인 목표이며 더욱 적극적인 대처라 할 수 있을 것이다.

5 Implant overdenture와 치조골 흡수

무치악에서 골 흡수를 방지하려는 노력은 임상에서 중요한 문제이다. 일차적으로 외과적인 방법이 사용될 수 있다. 골이식이나 골증대술을 통한 치조제 높이와 폭의 증대를 도모하거나, 구강전정을 낮추어 상대적으로 치조제의 높이를 크게 하는 등의 술식이 있다. 또 보철적인 방법으로는 발치 즉시 장착하는 immediate denture 치료와 환자 의치의 적합도를 개선하거나 이갈이 등의 과도한 하중이 잔존 치조제에 가해지지 않도록 치료해 주는 등의 노력도 시행되고 있다. 하지만 이런 외과적인 술식으로 얻어진 치조제의 높이와 폭이 그대로 유지되거나 보철적 개선으로 얻을 수 있는 이점은 그리 많지 않다.

결국 치아의 발거 후 치조제의 흡수를 최대한 억제할 수 있는 방법이 가장 효과적인 방법일 수 있다. 잔존 치조제의 흡수를 줄일 수 있는 가장 효과적인 방법은 overdenture이다. 연구에 의하면 치아로 지지되는 overdenture의 골 흡수는 즉시 장착하는 immediate denture보다 약 두 배의 치조제 흡수 방지 효과를 보이고 있고, implant overdenture는 상당히 큰 치조제 흡수 방지 효과를 보인다고 한다(표 2-2).

표 2-2. Overdenture와 치조골 흡수량

During 1st years	Immediate complete denture[1]	Immediate tooth supported overdenture[1]	Implant supported overdenture[2]
Anterior mandible	1.8mm	0.9mm	0~0.7mm
Posterior mandible	1.9mm	0.7mm	

1. Van waas 등 1993.
2. Ma 등 2010.

즉, 완전 무치악 상태가 되기 전 치조제의 흡수를 막는 방법은 근본적으로 무치악 상태가 되지 않도록, 또는 무치악 상태가 되는 것을 최대한 연기하는 것이라 할 수 있다. 그러나 일단 무치악 상태가 된 후에는 가장 효과적인 치료방법의 선택이 그 예방법이라 할 수 있으며, implant overdenture가 그 예방과 치료에 가장 훌륭한 선택이라 할 수 있다.

참고 문헌

1. Carlsson GE, Omar R: The future of complete dentures in oral rebilitation. A critical review. J Oral Rehabil 2010;37:143-156.
2. Douglass CW, Shih A, Ostry L: Will there be a need for complete dentures in the United States in 2020? J Prothet Dent 2002;87:5-8.
3. Atwood DA, Coy WA: Clinical, cephalometric, and densitometric study of reduction residual ridges. J Prosthet Dent 1971;26:280-295.
4. Douglass JB, Meader L, Kaplan A, Ellinger C: Cephalomtric evaluation of the changes in patients wearing complete dentures: a 20-year study. J Prosthet Dent 1993;69:270-275.
5. Lambadakis J, Karkazis HC: Changes in the mandibular rest position after removal of remaining teeth and insertion of complete dentures. J Prosthet Dent 1992;68:74-77.
6. Tallgren A: The continuing reduction of the residual alveolar ridges in complete denture wearers: a mixed-longitudinal study covering 25 years. J Prosthet Dent 1972;27:120-132.
7. Watt DM, Likeman PR: Morphological changes in the denture bearing area following the extraction of maxillary teeth. Brit Dent J 1974;136:225-235.
8. Cawood JI, Howell RA: A classification of the edentulous jaws. Int J Oral Maxillofac Surg 1988;17:232-236.
9. Carlsson GE, Haraldson T: Fundamental aspects of mandibular atrophy. In: Worthington P, Branemark PI, eds.: Advanced Osseointegration Surgery: Application in the maxillofacial region. Quintessence Publishing Co. 1992.
10. Likeman PR, Watt DM: Morphological changes in the maxillary denture bearing area: a follow up 14 to 17 years after tooth extraction. Brit Dent J 1974;136:500-503.
11. Woelfel JB, Winter CM, Igarashi T: Five-year cephalometric study of mandibular ridge resorption with different posterior occlusal forms. J Prosthet Dent 1976;36:602-623.
12. Unger JW, Ellinger CW, Gunsolly JC: An analysis of the effect of mandibular length on residual ridge loss in the edentulous patient. J Prosthet Dent 1992;67:827-830.
13. Zarb GA: The ednetulous milieu. J Prosthet Dent 1993;49:825-831.
14. Branemark PI, et al.: Osseointegrated implants in the treatment of the edentulous jaw. Scand J Plast Reconstr Surg 1977;11(suppl 16).
15. Owall B, Kayser AF, Carlsson GE, eds.: Prosthodontics; Principles and management strategies. Mosby-Wolfe, 1996.
16. Sennerby L, Carlsson GE, Bergman B, Warfvinge J: Mandibular bone resorption in patients treated with tissue-integrated prostheses and in complete-denture wears. Acta Odontol scand 1988;46:135-140.
17. Felton DA: Edentulism and comorbid factors. J Prosthodont 2009;18:88-96.
18. Van Waas MA, Jonkman RE, Kalk W, Van 't Hof MA, Plooij J, Van Os JH: Differences two years after tooth extraction in mandibular bone reduction in patients treated with immediate overdentures or with immediate complete dentures. J Dent Res 1993;72:1001-1004.

19. Ma S, Payne AG: Marginal bone loss with mandibular two-implant overdentures using different loading protocols: a systematic literature review. Int J Prosthodont 2010;23:117-126.

03 Implant Overdenture의 만족도

일반적으로 무치악에서 총의치를 사용하는 경우, 여러 기능적인 문제와 불편감을 호소하는 환자가 더 많으며 이러한 문제는 하악 총의치에서 더 빈번하게 나타나는 것으로 알려져 있다. 안 등의 연구에서도 하악이 무치악인 경우 의치의 유지와 안정성이 부족하여 저작력과 저작효율이 감소하고, 의치의 잦은 탈락과 그로 인한 의치 자체에 대한 환자의 거부감이 발생한다고 하였다. Atwood와 Tallgren 또한 하악에는 끊임없이 움직이는 혀가 존재함으로써 의치의 안정성이 상악보다 더욱 떨어지게 된다고 보고하였다.

산업화가 진행되면서 사람들은 더 나은 삶의 질에 대한 욕구가 점차 증가하게 되었다. 이러한 사회심리학적인 변화는 의치의 사용에 대한 만족도도 변화시키고 있다. 의치사용 시 주관적 목표가 더 높아져 상대적으로 기존의 의치에 대한 불만족도가 높아지고 있는 실정이다(그림 3-1).

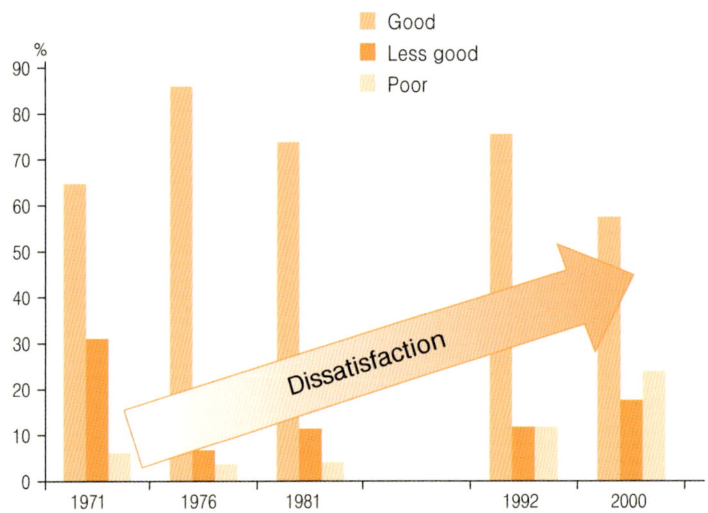

그림 3-1. 1970년대보다 2000년대에 의치에 대한 불만족도가 증가하고 있다[Osterberg 등(2007)].

우리나라의 의치 만족도를 조사한 김의 논문에서도 치과의사가 비교적 성공적이라고 판단한 가철성 의치의 만족도가 85~90%인 반면, 환자의 의치에 대한 불만족률은 20~30%에 이르고 있다. 또 무료틀니사업이나 개인 의원에서 치료받는 경우가 조금 더 불만족률이 큰 것으로 나타나고 있으며, 그 결과는 거의 전체의 1/3에 이를 정도이다(표 3-1).

표 3-1. 우리나라에서 총의치 치료의 만족도[김(2010)]

치료구분	만족도	만점	백분율(%)	불만족률(%)
대학병원 보철과	3.24	4	81	19
보철과전공 개원의	2.94	4	73.5	26.5
노인 무료틀니사업 수혜자	3.43	5	68.6	31.4

임플란트 시술의 증가는 가철성 의치를 고정성 보철물로 대체할 수 있는 획기적인 변화를 보여주었다. 하지만 모든 임상증례에서 고정성 보철을 선택할 수는 없다. 임플란트 식립을 위한 골조직의 결핍이나 취약한 전신적 건강상태, 치조골의 과도한 결손으로 심미적 수복을 위해 치은부의 재건이 필요한 경우, 경제적인 문제 등이 가철성 보철물을 선택할 수밖에 없는 상황을 만들게 된다.

그러나 가철성 implant overdenture는 고정성 보철물에 비해 항상 열등한 환자 만족도를 보이는 것은 아니다. Feine 등의 연구에 의하면 조사대상의 절반에서 가철성 overdenture를 더 선호한다고 하였고, 심미적인 면, 발음, 관리의 용이성 등에서 overdenture에 더 높은 점수를 주었다고 보고하고 있다(그림 3-2).

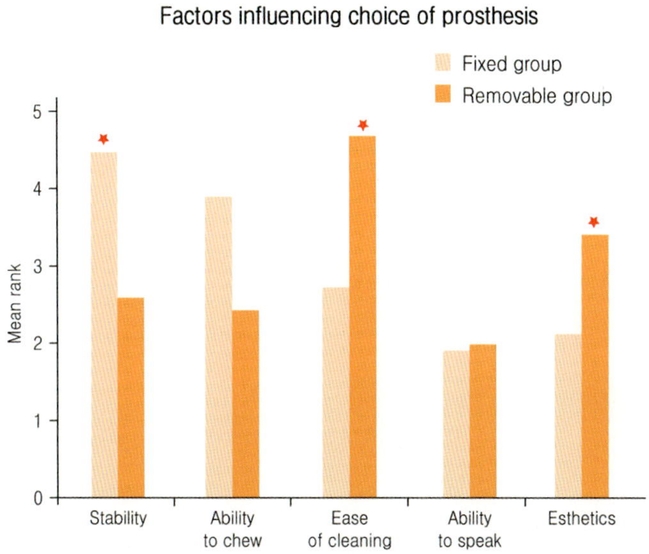

그림 3-2. 고정성 보철과 가철성 overdenture의 만족도 비교(Feine 등 1998).

즉, 환자들은 좀 더 좋은 유지력과 안정성을 갖기 원하고 있으며 이러한 불편감은 implant overdenture를 이용하여 해소할 수 있다. Implant overdenture란 소수의 임플란트를 이용하여 가철성 의치의 유지와 안정성을 증가시키는 방법으로 일반적으로 나이가 많은 환자에서 적용되고 있는 치료 방법이며, 필요한 최소한의 임플란트를 식립하고 가철성 보철물을 사용하는 것은 무치악 환자에게 비교적 적은 비용으로 만족감을 증진시킬 수 있다.

Implant overdenture가 보철치료의 한 방법으로 소개된 이후 implant overdenture의 불편감 해소와 기능적 장점, 높은 성공률 등이 많은 문헌에서 증명되고 있다. Haraldson은 implant overdenture 치료 후 모든 경우에서 최대 저작력이 증가하였다고 하였고, 다른 연구에서는 overdenture에 대한 환자의 만족도는 기능이나 보철물의 형태와 관련 없이 증가하였다고 보고한 바 있다. Feine와 Thomason은 overdenture는 하악 무치악자에게 성공적인 보철치료 방법이며, 특히 저작기능은 총의치와 비교하여 유의하게 증가하였다고 보고하였다. 또한 2002년 McGil Consensus Conference에서 하악 무치악 환자의 표준적인 치료방법으로 2개의 임플란트를 이용한 overdenture를 추천하였으며, 2009년 York Consensus Conference에서도 overdenture가 현재 무치악 환자에게 가장 성공적인 보철치료라는 것이 재차 확인되었다.

Felon과 Sherriff는 의치만족도에 영향을 주는 요인으로는 편안함, 저작능력, 유지력, 심미성, 다른 사람의 반응 등이 있다고 하였고, Sato 등의 연구에서는 전체적인 의치 만족도는 심미, 저작, 발음에 영향을 받는다고 하였다. 또한 저작, 발음, 심미, 하악에서의 통증과 유지력이 의치 만족도와 높은 상관관계가 있다고 Zlataric과 Celebic이 보고하였다. 1998년 Jacob의 연구에서는 음식물의 선택, 의치의 안정, 편안함과 유지력이 환자의 만족도에 영향을 준다고 하였고 Tang은 저작과 말하기, 유지력, 편안함이 환자 만족도에 영향을 미친다고 보고하였다. Berg의 보고에 의하면 지금까지 보고된 바로는 수십 가지 이상의 요인들이 의치 환자들에 있어서 만족과 불만족의 원인이 될 수 있다고 하였는데 그 중 만족도에 밀접하게 영향을 주는 요인으로는 심미적 문제, 발음 문제, 환자의 전신건강, 이전 의치의 사용여부 등이 있다고 하였다.

Implant overdenture 장착 후 저작기능의 개선에 대한 이론적 근거로는 임플란트 지지 overdenture 장착자의 저작패턴이 자연치아를 갖은 사람과 동일하다는 것과 임플란트와 치조골에서 저작력을 얻는 가장 큰 장점을 갖고 있다는 점이다. Awad와 Fontijn-Tekamp, Grandmont 등의 여러 연구 역시 기존의 총의치와 비교하여 implant overdenture의 저작기능은 유의하게 증가하였다고 보고하였고, Fontijn-Tekamp 등은 임플란트 지지 overdenture의 최대 저작압을 기존의 총의치 환자와 비교하였을 때 임플란트 지지 overdenture 환자가 60~100% 이상 높았다고 보고하였다.

또 Al-Zubeidi 등은 기존의 총의치와 하악 2개 임플란트 지지 overdenture의 말하기 기능에 대한 만족도가 유의하게 상승하였다고 하였고, David Harris의 연구에서도 임플란트 지지 overdenture 장착 후에 말하기에 대한 어려움이 유의하게 감소되는 결과를 보였다고 하였다.

심미의 경우, Preciado 등은 implant overdenture 사용자의 심미적 외형과 저작기능이 대부분 향상되었다는 연구결과를 보고하였고, Al-Zubeidi 등도 implant overdenture 장착 전과 장착 1주 후, 5년 후의 외모에 대한 만족도 비교연구에서 기존 의치보다 implant overdenture 장착 1주 후의 만족도가 통계적으로 유의하게 높아졌으나 장착 5년 후의 만족도에서는 장착 1주 후보다 낮은 만족도를 보였다.

Overdenture 장착 전과 후에 대상자가 느낀 통증은 Awad의 연구에서 implant overdenture 치료 후 기능적 한계와 통증에 대한 OHIP 점수가 그룹 간에 큰 차이가 있다는 유사한 결과를 보고했다.

전반적인 만족도는 거의 모든 연구에서 높게 나타났으며 Boerrigter 등에 의하면 임플란트를 이용하지 않은 일반 의치의 경우 의치 제작 후 1년 정도 경과하였을 때 의치 환자의 약 38%만이 만족한 반면, 임플란트를 이용한 의치를 제작하였을 경우 1년 경과하였을 때 약 89%의 환자가 만족하였다고 하였다.

결론적으로, 전통적인 총의치 사용에 만족도가 낮은 환자에게서 implant overdenture는 보철물에 대한 만족도를 높여 구강건강과 관련된 노인의 삶의 질을 개선시킬 수 있는 하나의 해결책이 될 수 있을 것이다.

03

참고 문헌

1. Redford M, Drury TF, Kingean A, Brown LJ: Denture use and the technical quality of dental prostheses among persons, 18-74 years of age: United states, 1988-1991. J Dent Res 1996;75:714-725.
2. Haraldson T, Karlsson GE: Bite force and Oral function in complete denture wearers. J Oral Rehabil 1979;6:41-48.
3. Kepur KK, Garett NA, Hamada MO: Randomized clinical trial comparing the efficacy of mandibular implant supported overdentures and conventional dentures in diabetic patients. J Prosthet Dent 1999;82:416-427.
4. 안상헌: Locator System을 이용한 하악의 피개의치. 동국의학 2009;15:265-269.
5. Atwood DA: Bone loss of edentulous alveolar ridge. J Periodontol 1979;50:11-21.
6. Tallgren A: The continuing reduction of the residual alveolar ridge in complete denture wearers. J Prosthet Dent 1972;27:120-137.
7. Burns DR, Unger JW, Elswick RK: Prospective clinical evaluation of mandibular implant overdentures. J Prosthet Dent 1995;73:364-369.
8. 이경록, 이지영, 김지혜, 정재헌, 손미경: implant overdenture의 다양한 문제점에 대한 후향적 연구. Oral Biology Research 2012;36:123-129.
9. Feine JS, Carlsson GE, Awad MA, Chehade A, Duncan WJ, Gizani S, et al.: The McGil consensus statement on overdentures mandibular two-implant overdentures as first choice standard of care for edentulous patients. Int J Oral Maxillofac Implants 2002;17:601-602.
10. Thomason JM, Lund JP, Chehade A, Feine JS: Patient satisfaction with mandibular implant overdentures and conventional dentures 6 months after delivery. Int J Prosthodont 2003;16:467-473.
11. van Steenberghe D, Quirynen M, Naert I, Maffei G, Jacobs R: Marginal bone loss around implants retaining hinging mandibular overdentures, at 4-, 8- and 12-year follow-up. J Clin Periodontol 2001;28:628-633.
12. Thomason JM: The McGil consensus statement on overdentures. Mandibular 2-implant overdentures as first choice standard of care for edentulous patients. Eur J Prosthodont Restor Dent 2002;10:95-96.
13. Haraldson T, Jemt T, Stalbalt PA, Lekholm U: Oral function in subjects with overdenture

supporting by osseointegrated implants. Scand J Dent Res 1988;96:235-242.

14. Walton JN, Macentee MI: Problems with prostheses on implants: a retrospective study. J Prosthet Dent 1994;71:283-288.
15. Thomason JM, Feine J, Exley C, Moynihan P, Müller F, Naert I, et al.: Mandibular two implant supported overdentures as the first choice standard of care for edentulous patients-the York Consensus Statement. Br Dent J 2009;207:185-186.
16. Felon MR, Sherriff M: An investigation of factors influencing patients' satisfaction with new complete dentures using structural equation modeling. J Dent 2008;36:427-434.
17. Sato Y, Hamasa S, Akaqawa K, Tsuga K: A method for quantifying overall satisfaction of complete denture patients. J Oral Rehabil 2000;27:952-957.
18. Zlataric DK, Celebic A: Factors related to patients' general satisfaction with removable partial dentures: a stepwise multiple regression analysis. Int J Prosthodont 2008;21:86-88.
19. Jacob RF: The traditional therapeutic paradigm complete denture therapy. J Prosthet Dent 1998;79:6-13.
20. Tang L, Lund JP, Tache R, Clokie CM, Feine JS: A within Subject comparison of mandibular long bar and hybrid implant supported prostheses. J Dent Res 1997;76:1675-1683.
21. von Wowern N, Gotfredsen K: Implant supported overdentures a prevention of bone loss in edentulous mandibules? A 5-year follow up study. Clin Oral Implants Res 2001;12:19-25.
22. van der Bilt A, Burgers M, van Kampen FM, Cune MS: Mandibular implant supported overdentures and oral function. Clin Oral Implants Res 2010;21:1209-13
23. Balaguer J, Garcia B, Penarrocha M: Satisfaction of patients fitted with implant retained overdentures. Med Oral Patol oral Cir Bucal 2011;16:204-209.
24. Awad MA, Locker D, Korner-Bitensky N, Feine JS: Measuring the effect of intra-oral implant rehabilitation on health-related quality of life in a randomized controlled clinical trial. J Dent Res 2000;79:1659-1663.
25. Fontijn-Tekamp FA, Slagter AP, Van Der Bilt A, van't Hof MA, Witter DJ, Kalk W, et al.: Biting and chewing in overdentures, full dentures, and natural dentitions. J Dent Res 2000;79:1519-1524.
26. de Grandmont P, Feine JS, Taché R, Boudrias P, Donohue WB, Tanguay R, et al.: Within-subject comparisons of implant-supported mandibular prostheses: psychometric evaluation. J Dent Res 1994;73:1096-1104.
27. Fontijn-Tekamp FA, Slagter AP, van't Hof MA, Geertman ME, Kalk W: Bite forces with mandibular implant-retained overdentures. J Dent Res 1998;77:1832-9
28. Al-Zubeidi MI, Alsabeeha NH, Thomson WM, Payne AG: Patient satisfaction and dissatisfaction with mandibular two implant overdentures using different attachment systems: 5-Year Outcomes. Clin Implant Dent Relat Res 2012;14:696-705.
29. Preciado A, Del Río J, Suárez-García MJ, Montero J, Lynch CD, Castillo-Oyagüe R: Differences in impact of patient and prosthetic characteristics on oral health related quality of life among implant retained overdenture wearers. J Dent 2012;40:857-865.

30. Awad MA, Lund JP, Dufresne E, Feine JS: Comparing the efficacy of mandibular implant-retained overdentures and conventional dentures among middle-aged edentulous patients. Int J Prosthodont 2003;16:117-122.

31. Awad MA, Lund JP, Shapiro SH, Locker D, Klemetti E, Chehade A, et al.: Oral health status and treatment satisfaction with mandibular implant overdentures and conventional dentures: a randomized clinical trial in a senior population. Int J Prosthodont 2003b;16:390-396.

32. Boerrigter EM, Stegenga B, Raghoebar GM, Boering G: Patient satisfaction and chewing ability with implant-retained mandibular overdentures. J Oral Maxillofac Surg 1995;53:1167-1173.

33. sterberg T, Carlsson GE: Denture state, prosthodontic treatment and chewing ability - a study of five cohorts of 70-year-old subjects J Oral Rehabil 2007;34:553-559.

34. 김용진: 노인틀니 건강보험 급여화의 제 문제에 대한 검토. 대한치과보험학회지 2010;1:55-71.

35. Feine JS, Dufresne E, Boudrias P, Lund JP: Outcome assessment of implant-supported prostheses. J Prosthet Dent 1998;79:575-579.

04

Implant Overdenture의 치료계획과 임플란트 식립

1 무치악에서 implant overdenture의 치료계획

무치악의 보철치료를 위한 방법은 전통적인 방법인 총의치와 임플란트 지지 보철로 나눌 수 있다. 임플란트 지지 보철은 또 고정성 보철, overdenture 및 고정성 보철과 가철성 국소의치를 혼합한 형태도 선택할 수 있다(그림 4-1).

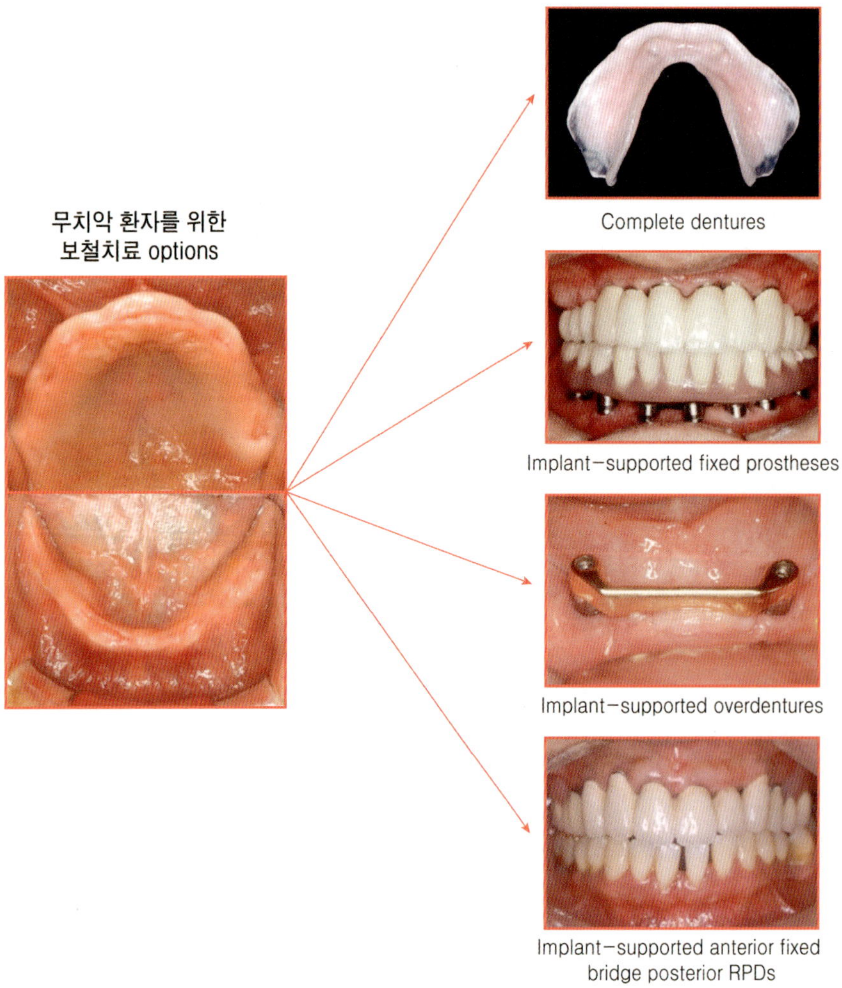

그림 4-1. 무치악의 보철치료 방법.

어떤 임플란트 지지 보철물을 선택하기 위해서는 신중한 치료계획이 필요하다. 좋은 치료계획의 선택을 위해서 먼저 환자의 전신적 건강상태에 대한 파악이 필수적이다. 구강 내 검사에서는 골조직의 양과 질을 포함한 무치악 치조제의 흡수 정도, jaw relation, facial profile과 lip support, smile line 등의 보철수복을 위한 기본적인 정보를 얻고 분석해야 한다. 진단 모형과 임시의치나 기존의치, 방사선 검사 등의 진단과정에서 얻은 환자의 상태를 파악하고 적절한 치료계획을 세워야 한다(그림 4-2, 4-3).

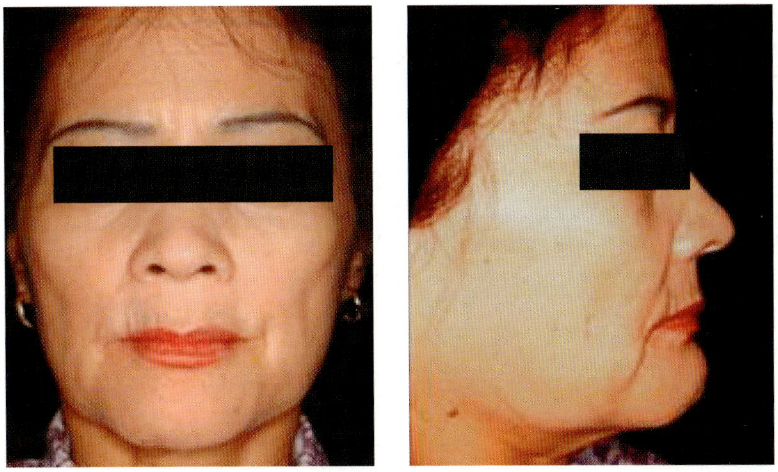

그림 4-2. Jaw relation과 facial profile.

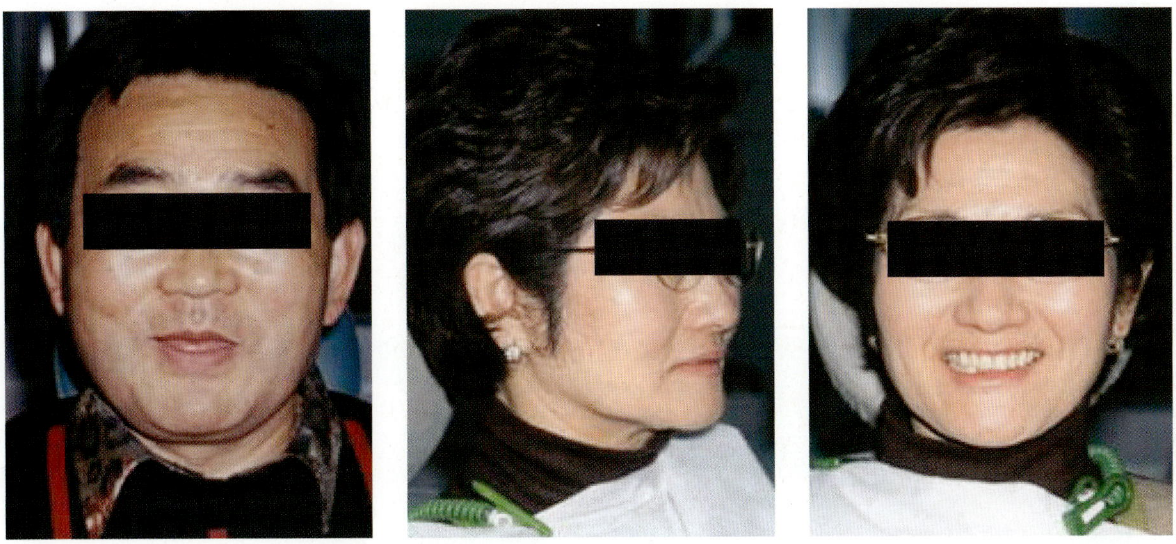

그림 4-3. Lip line at rest and on smiling.

치료계획 시 고려해야 할 사항은 다음과 같다.

① Patient preference

② Economics

③ Bone and morphologic factors: bone resorption, jaw relationship

첫째, 환자의 선호도, 즉 고정성과 가철성을 선택할 때, 환자의 심미적, 기능적인 요구와 가철성 의치의 착탈이 불가능한 경우, 보철물의 안정성 등이 주 영향 요소이다. 두 번째 영향 요소는 경제적인 측면이다. MacEntee 등의 연구에 의하면, 고정성 임플란트 지지 보철물에 비해 가철성 overdenture의 비용이 약 절반 정도 소요되는 것으로 나타나고 있다. 따라서 환자의 경제상태가 이러한 선택에 큰 영향을 주게 된다(표 4-1).

표 4-1. 무치악 치료비용 비교[MacEntee 등(1998)].

	Canada*		Korea	
	Expense	Ratio	Expense	Ratio
Complete denture	$750	1	$1,117	1
Implant overdenture[1]	$5,363	7	$5,830	5
Implant fixed[2]	$12,790	17	$12,500	11

셋째, 진존 치조골의 형태와 그 type에 따라 보철물의 유형을 선택하게 된다. 잔존치조골은 그 양에 따라 type Ⅰ, Ⅱ, Ⅲ, Ⅳ로 나누게 된다(그림 4-4).

04

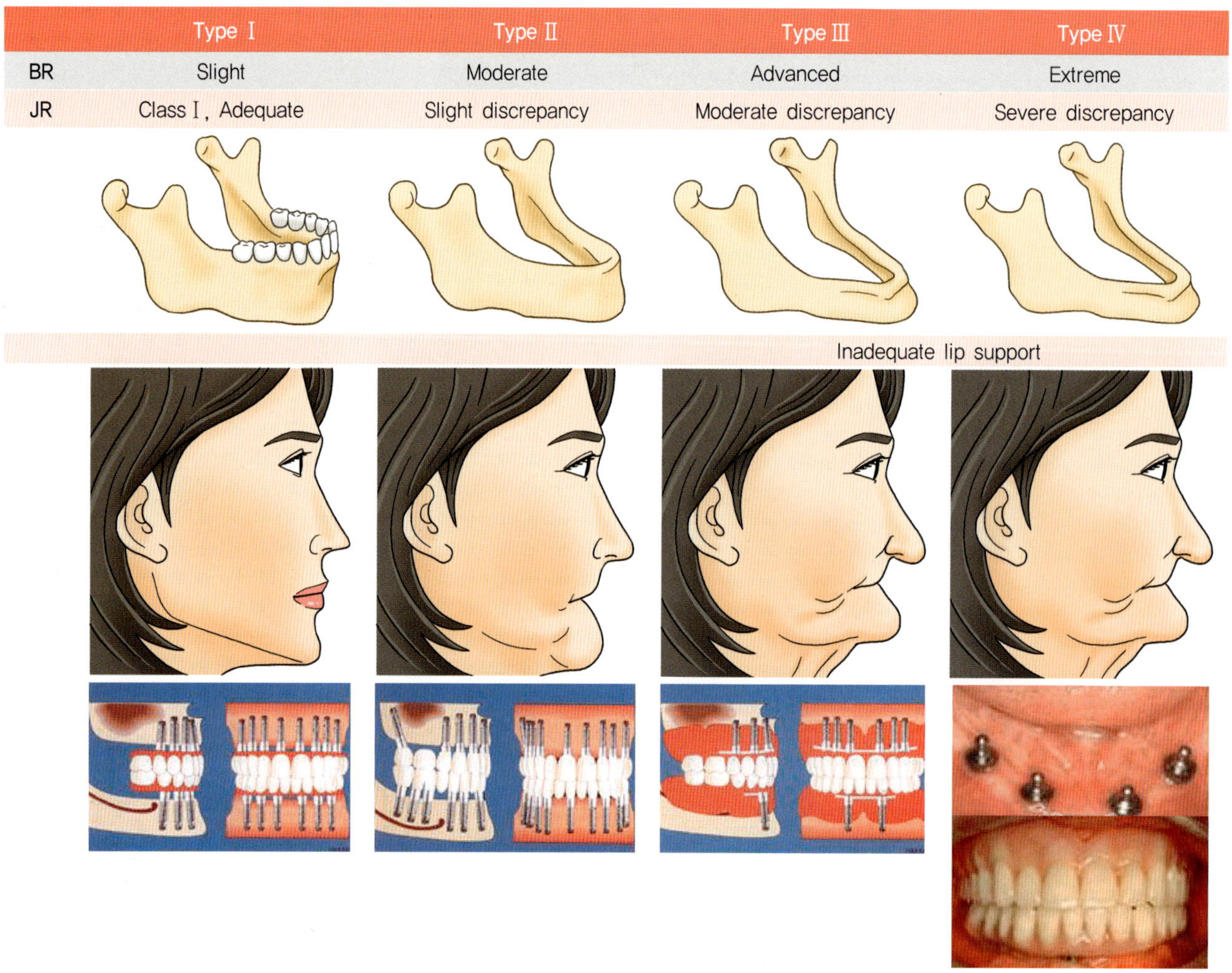

그림 4-4. Bone and morphologic factors.

우선 type Ⅰ의 경우 치조골의 흡수량이 적고, 악간관계가 1급 관계를 보이고 있어 고정성 보철물을 선택하여 충분히 자연스러운 임상치관의 외형을 제작할 수 있다(그림 4-5).

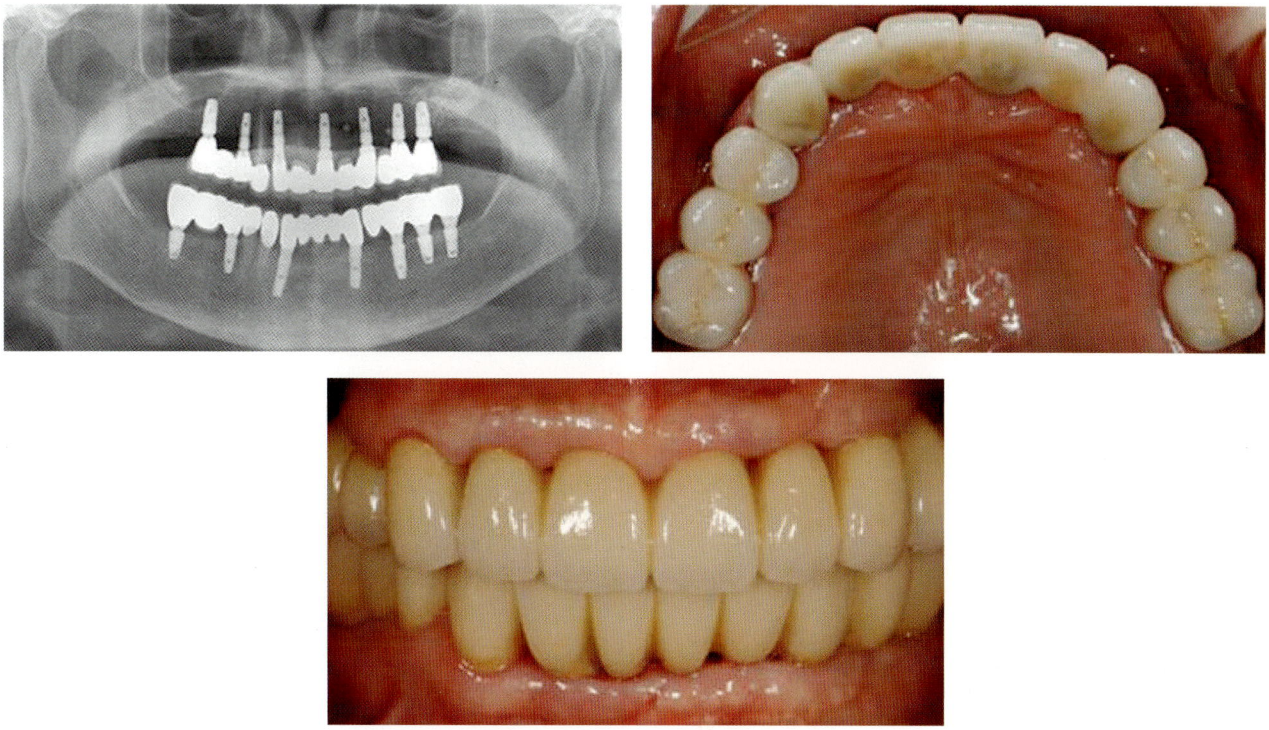

그림 4-5. Type Ⅰ: fixed prosthesis.

Type Ⅱ의 경우 중등도의 골흡수를 보이고 있고, 악간관계에 약간의 불균형을 보인다. 이 경우는 hybrid type의 보철물을 선택해야 한다. 고정성 보철물을 선택할 경우 clinical crown의 길이가 길어져 비심미적이거나 치은형성을 위한 pink pocelain 등의 사용이 필요해진다. Hybrid type의 보철물이 선택되는 이유는 이러한 치은부 결손의 수복이 용이하기 때문이다(그림 4-6).

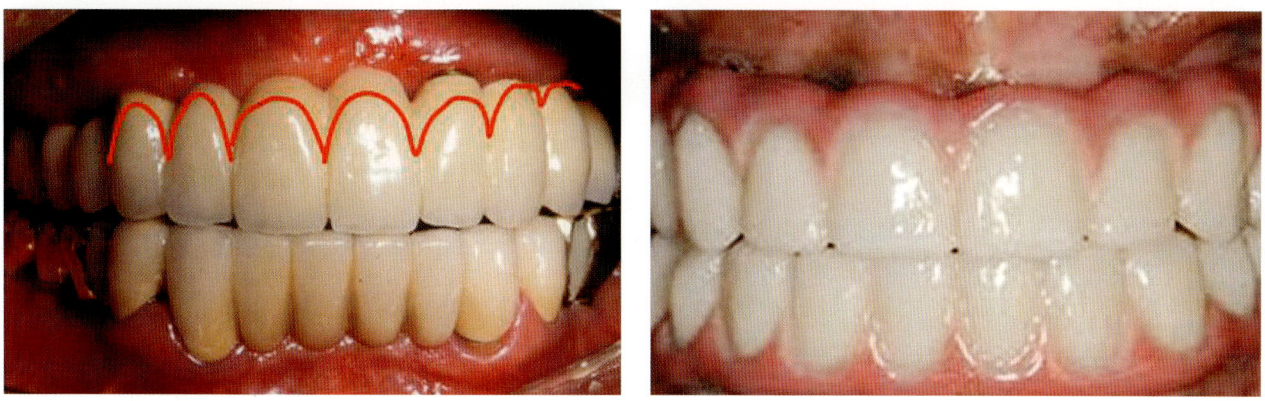

그림 4-6. Type Ⅱ: fixed vs. hybrid prosthesis.

Type Ⅲ나 type Ⅳ의 경우 많은 골 흡수를 보이고 악간관계도 매우 불량해진다. 특히 이 경우 lip support가 부적절한 경우가 대부분이다. 적절한 악간관계와 lip support를 수복하기 위해서는 overdenture의 선택이 가장 적절할 수 있다(그림 4-7).

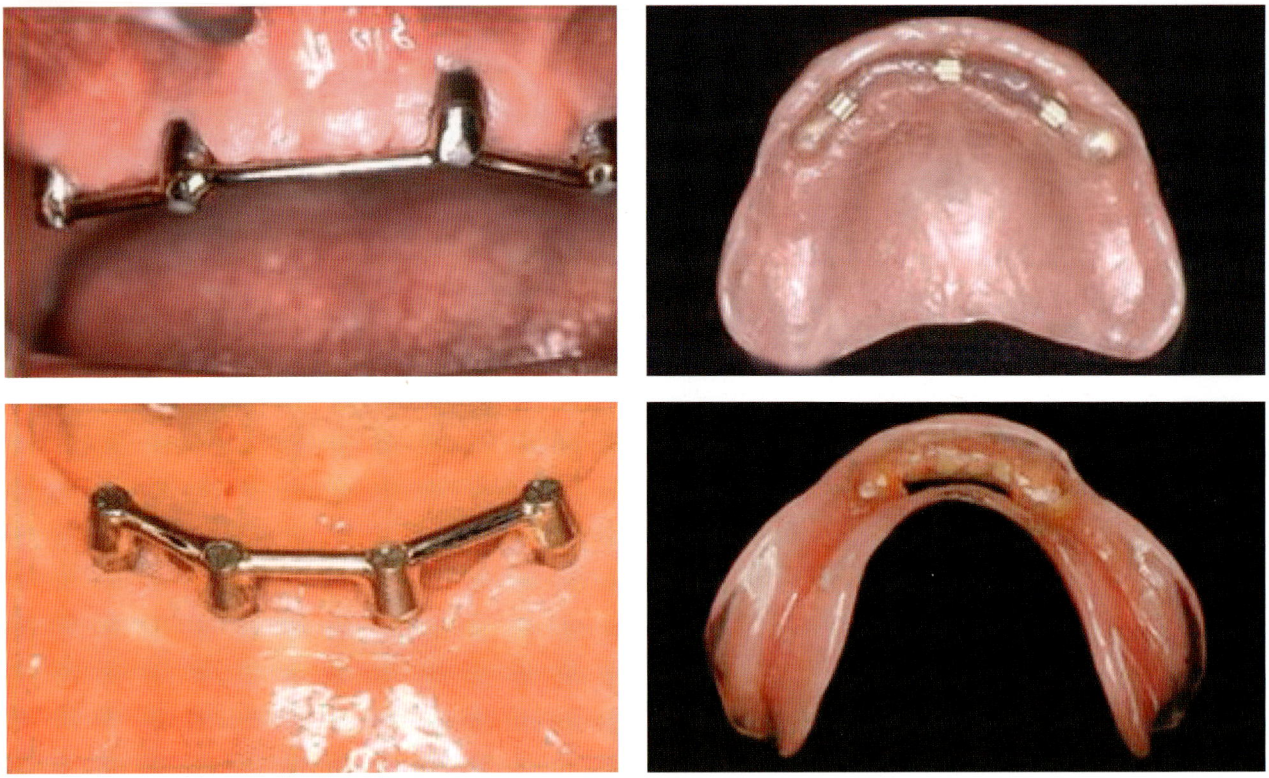

그림 4-7. Type Ⅲ나 Type Ⅳ의 implant overdenture prosthesis.

2 임플란트 선택의 원칙

Implant overdenture를 성공적으로 시술하기 위해서는 현재 학술적으로나 임상적으로 충분한 근거가 뒷받침된 술식이 선택되어야 한다. 그 중에서도 임플란트의 선택과 식립은 우선적으로 고려할 수 있는 중요한 영향요소이다.

1) 임플란트의 type

골유착성 임플란트가 개발된 이래로 수많은 종류의 임플란트가 소개되었다. 그러나 현재 임플란트의 type은 screw 형태와 거친 표면을 갖는 것이 일반적이다. 그 종류를 대별한다면 abutment와 연결되는 방식의 차이인 external과 internal 연결 type으로 나눌 수 있으며, 또 이차수술의 필요성에 따라 bone level과 tissue level type으로 나눌 수 있다.

이러한 임플란트의 type은 많은 5년 이상의 장기임상연구에서 90%가 넘는 높은 생존율을 보이고 있다. 그러므로 생존율에 대한 임상결과로 볼 때 어떤 type의 임플란트를 선택해도 만족할 만한 결과를 얻을 수 있을 것이다(그림 4-8, 4-9).

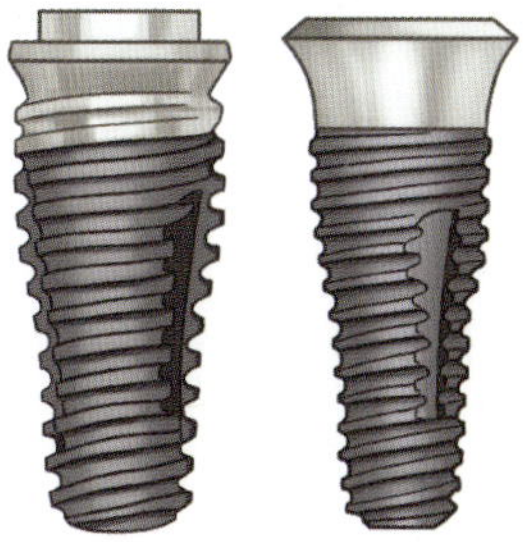

그림 4-8. External type과 internal type.

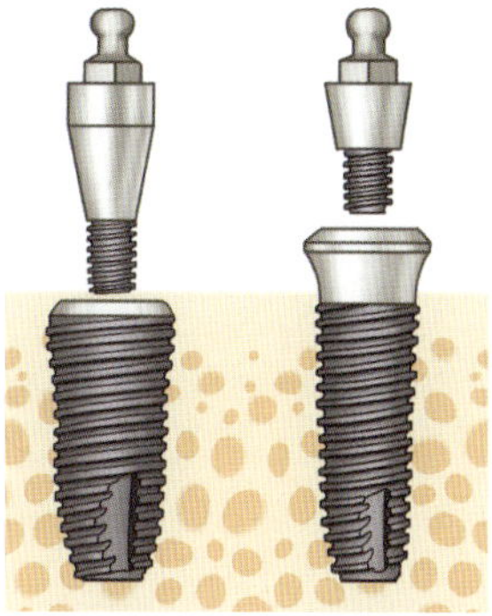

그림 4-9. Bone level type과 tissue level type.

즉, 임플란트 type의 선택을 결정하는 요소는 보철물, 어태치먼트 선택이나 수술, 내원횟수 등의 환자의 상태나 의사의 편의성을 고려해서 임상적 조건에 따라 결정할 수 있다.

2) 임플란트의 직경과 길이

적절한 임플란트의 직경과 길이를 선택하는 최선의 기준은 잔존치조골의 폭경과 길이이다. 그러나 여러 임상연구에서 하악의 implant overdenture를 위한 적절한 임플란트의 직경은 3.3~4.1mm로 보고하고 있으며, 적절한 길이는 10mm 이상인 것으로 나타났다. 또 일반적으로 standard diameter의 직경을 가진 임플란트가 상부 보철물과의 조화를 더 잘 이룰 수 있는 것으로 나타나 환자의 만족감이 더 큰 것으로 보고되고 있다.

하지만 모든 환자에서 10mm 이상의 임플란트를 식립할 수 있는 잔존골을 갖고 있지는 않다. Guljé 등(2012)은 흥미로운 임상연구를 보고하였는데, 심하게 흡수된 하악골을 가진 12명의 환자에서 6mm 길이의 짧은 임플란트를 식립하고 1년간 그 생존율을 관찰하였다. 그 결과 96%의 높은 결과를 보고하였다. 이 연구를 통해 앞으로 여러 연구자에 의해 긍정적인 장기간 연구 결과가 뒷받침된다면 짧은 임플란트를 심었을 때도 overdenture의 임상적 성공이 가능할 수 있다고 추론할 수 있다(그림 4-10).

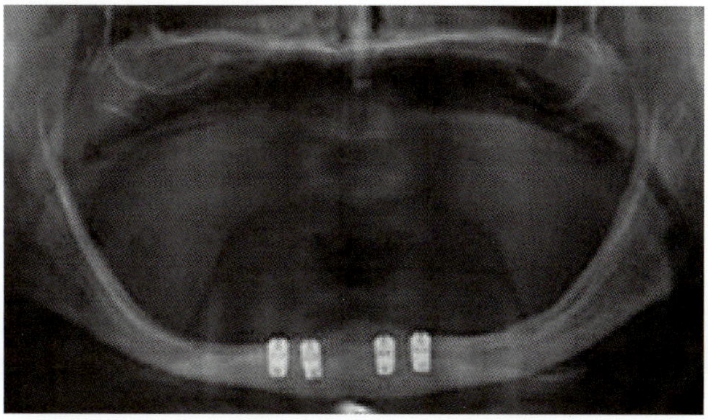

그림 4-10. 짧은 임플란트를 이용한 overdenture.

임플란트는 제조사마다 다양한 직경의 임플란트가 개발되었지만, 보통 직경에 따라 세경(narrow) 임플란트(3.5mm 이하), 표준(regular) 임플란트(3.75~4.5mm), 광경(wide) 임플란트(5.0mm 이상)로 분류한다. 일반적으로 3.5mm 이하의 임플란트를 미니 임플란트(mini-implant)라고 부르고 있다(그림 4-11). Bidra와 Almas(2013)는 미니 임플란트에 대한 systematic review에서 9개의 임상연구를 분석하였을 때 1년이라는 짧은 기간 동안의 생존율은 94.7%로 높게 나타났으나, 중장기간의 임상연구 결과는 아직 그 근거가 부족한 것으로 보고하고 있다. 즉, 짧은 임플란트와 마찬가지로 예측 가능한 임상적 성공을 위해서는 다양한 장기간의 임상연구가 필요하다고 할 수 있다.

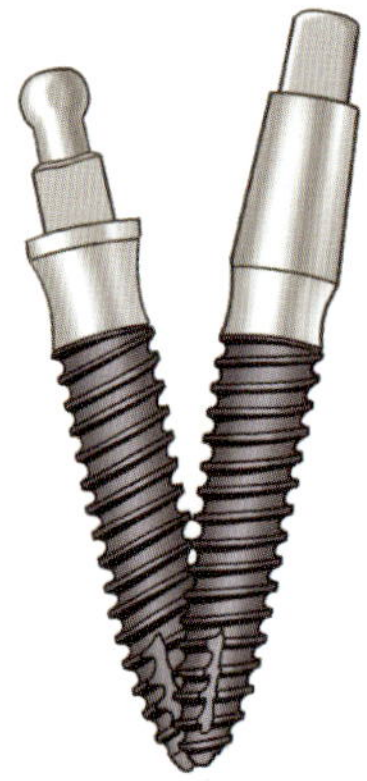

그림 4-11. 미니 임플란트.

3) 임플란트의 수

몇 개의 임플란트가 적절할 것인가에 대한 연구는 많이 이루어지고 있다. 결론적으로 임플란트의 수는 환자의 만족도나 보철물의 기능에 영향을 주지 않는다. Lee 등(2013)의 systematic review에서 2개의 임플란트와 4개의 임플란트에 의해 지지되는 overdenture에 대한 비교 연구를 하였는데, 임플란트의 수는 임플란트의 생존율에 거의 영향을 주지 않았고, 보철물의 유지관리나 합병증과 환자 만족도 모두 아무런 영향을 주지 않았다고 보고하고 있다(그림 4-12, 4-13).

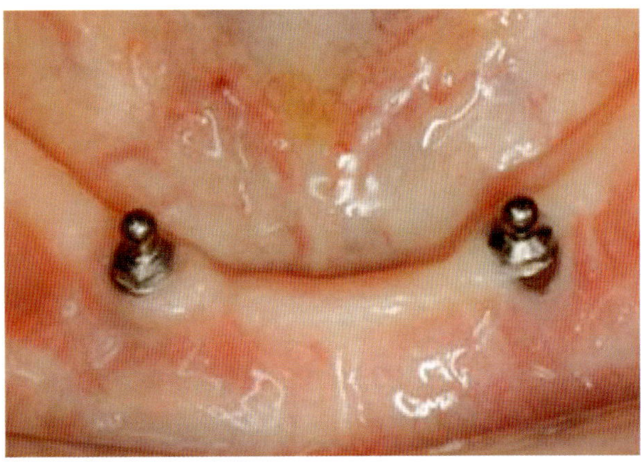

그림 4-12. 2-implant overdenture.

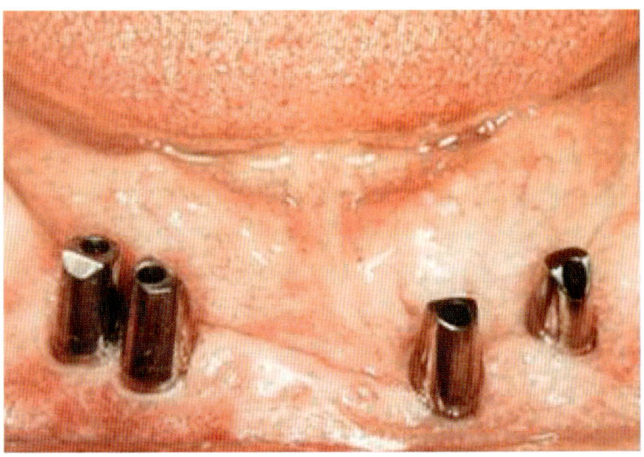

그림 4-13. 4-implant overdenture.

심지어 하나의 임플란트만으로 지지되는 overdenture에 대한 임상시도와 연구도 많이 진행되고 있어 Walton 등(2009)은 하나 또는 두 개의 임플란트에 의해 지지되는 overdenture가 환자의 만족도에 있어 유의한 차이가 없음을 보고하고 있다(그림 4-14).

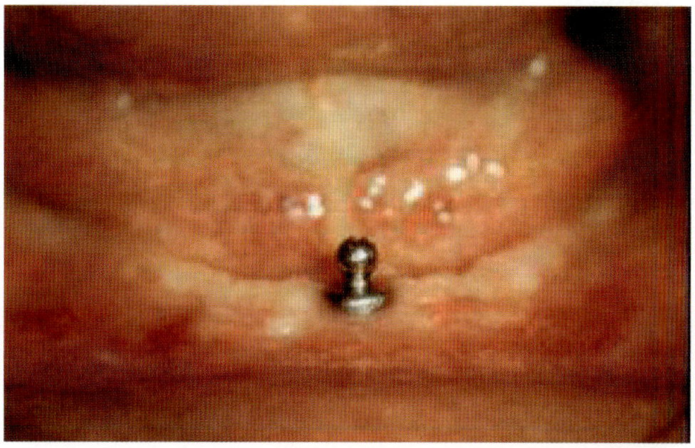

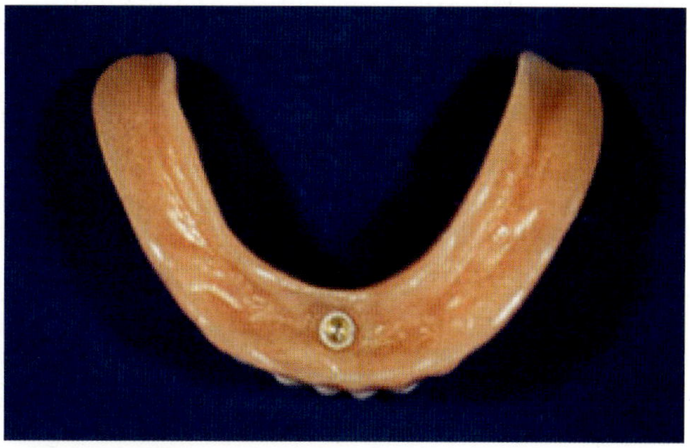

그림 4-14. Single implant overdenture.

04

4) 임플란트의 위치

Overdenture에 사용되는 지대치의 위치는 악궁에 대칭되는 위치에 있는 것이 의치의 안정성을 확보하는 데 도움이 된다. 임플란트의 식립 위치는 하악 mental foramen의 전방이 골량도 풍부하며, 신경 및 혈관 손상 등을 피할 수 있다. 또 견치부는 상대적으로 악궁의 변곡점에 위치하고 있어 보철물 설계에 전략적인 위치로 평가되고 있다. 그래서 대부분 두 개의 임플란트를 식립하는 경우 견치부를 선호하게 된다(그림 4-15).

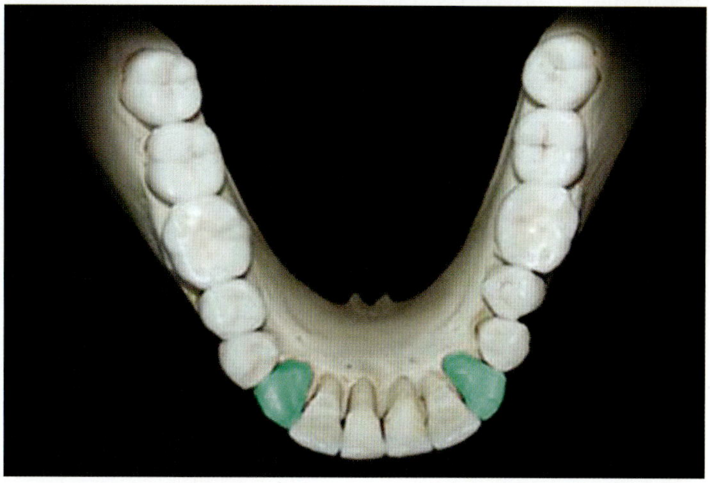

그림 4-15. 견치부는 전략적인 위치이다.

그러나 Taylor(2003)는 임플란트의 식립 위치를 좀 더 전방에 선택하는 것이 좋을 수 있다고 주장하였다. 즉, 측절치 부위에 식립하면 mental foramen과의 사이에 추가로 임플란트를 식립할 수 있는 공간이 확보되어 치료계획의 변경이나 보완에 필요한 가용성을 높일 수 있으며, 저작 기능 시 overdenture가 임플란트를 축으로 회전운동할 때 그 경향을 더 줄일 수 있다고 하였다(그림 4-16). Hong 등(2012)의 유한요소분석법을 이용한 실험에서도 측절치 부위에 식립한 경우가 더 주변 골조직에 적은 stress를 가하였고, 높은 의치안정성을 보인다고 보고하였다.

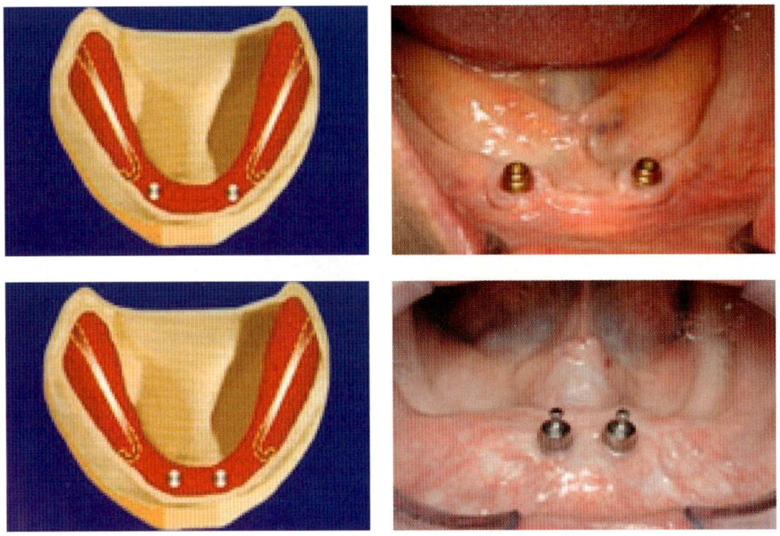

그림 4-16. 견치와 측절치의 식립 비교.

만일 임상적 연구가 충분히 뒷받침된다면 최적의 임플란트의 식립는 좀 더 전방으로 이동할 수도 있을 것이다.

Implant overdenture를 시술하는 데 결정해야 할 요소는 매우 많다. 그 중에서도 임플란트의 선택은 큰 비중을 차지하고 있어 적절한 임플란트의 선택은 보철물의 만족도와 성공률을 높이는 데 중요한 역할을 한다.

무치악 환자에서 implant overdenture의 임상술식에는 여러 가지 선택할 수 있는 많은 방법이 있다. 그러나 하악의 implant overdenture의 치료로 최선의 경과를 얻기 위해서는 임상과정 하나 하나에서 모두 세심한 고려에 따른 선택이 필요하다. 식립할 임플란트를 개수, 가능한 외상을 줄이는 수술, fixture의 위치나 방향, 가장 적절한 어태치먼트의 선택, 또 그 어태치먼트를 어떻게 연결할 것인가 등의 선택의 기로에서 가장 근거에 입각한 선택을 하는 것이 중요하다고 하겠다.

Implant overdenture는 의치 저작기능의 개선 및 안정성에 도움을 주며 잔존 치조제의 흡수를 예방하며 환자에게 정신적으로도 안정감을 주지만 치조골의 흡수가 너무 심하여 골량 및 골폭이 충분치 않은 환자나 전신질환으로 너무 쇠약해진 환자 또는 경제적으로 어려운 환자에게는 일반적인 임플란트 식립이 어렵다는 문제점도 있다. 이런 경우 치료기간이 짧고, 치료비가 저렴하고, 적용범위가 상대적으로 넓은 미니 implant overdenture를 선택할 수도 있다. 하지만 아직 장기간에 걸친 임상연구가 뒷받침되지 않아 앞으로 더 많은 연구가 필요하다고 할 수 있다.

3 임플란트의 식립

1) 의치의 copy

Implant overdenture의 치료순서는 임플란트를 식립하고 나서 의치를 제작하는 것으로 생각할 수 있다. 그러나 임플란트를 먼저 식립하면 그 식립 위치에 대한 정확한 치료계획을 세우기 어렵다. 만알 환자의 기존의치를 implant overdenture로 바꾸거나, 비교적 정밀하게 만들어진 임시의치가 있다면 그것을 이용하여 임플란트 식립 후 overdenture를 제작하면 된다. 하지만 임시의치가 없거나 기존의치를 사용할 수 없다면 의치를 정확히 제작한 후 임플란트의 식립 위치를 가이드할 수 있는 의치의 복제품을 만들어 사용하는 것이 일차적으로 implant overdenture의 성공적인 시술을 보장할 수 있을 것이다(그림 4-17).

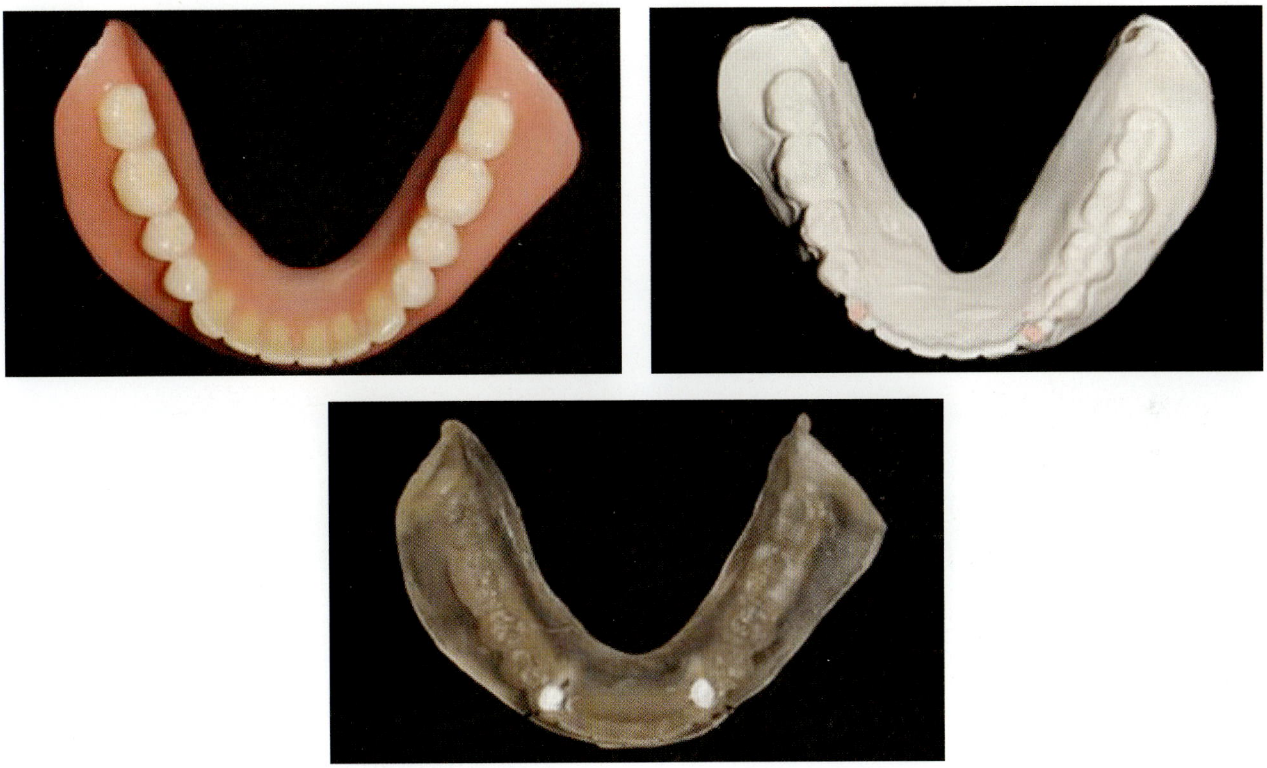

그림 4-17. Denture, X-ray stent, surgical stent.

의치의 copy는 알지네이트나 rubber 인상재를 이용하여 얻을 수 있다(그림 4-18, 4-19). 기성품인 copy flask를 이용하거나 putty 인상재로 쉽게 복제가 가능하다. 복제한 의치는 방사선 촬영과 수술 시 가이드로 사용할 수 있다. 방사선 촬영을 위해 radiopaque한 stent를 만들기 위해서는 사용하는 레진에 ZOE powder를 소량 섞어서 만들거나, 아니면 stent에 radiopaque한 gutta percha로 식립위치를 표시한 후 촬영하면 된다(그림 4-20).

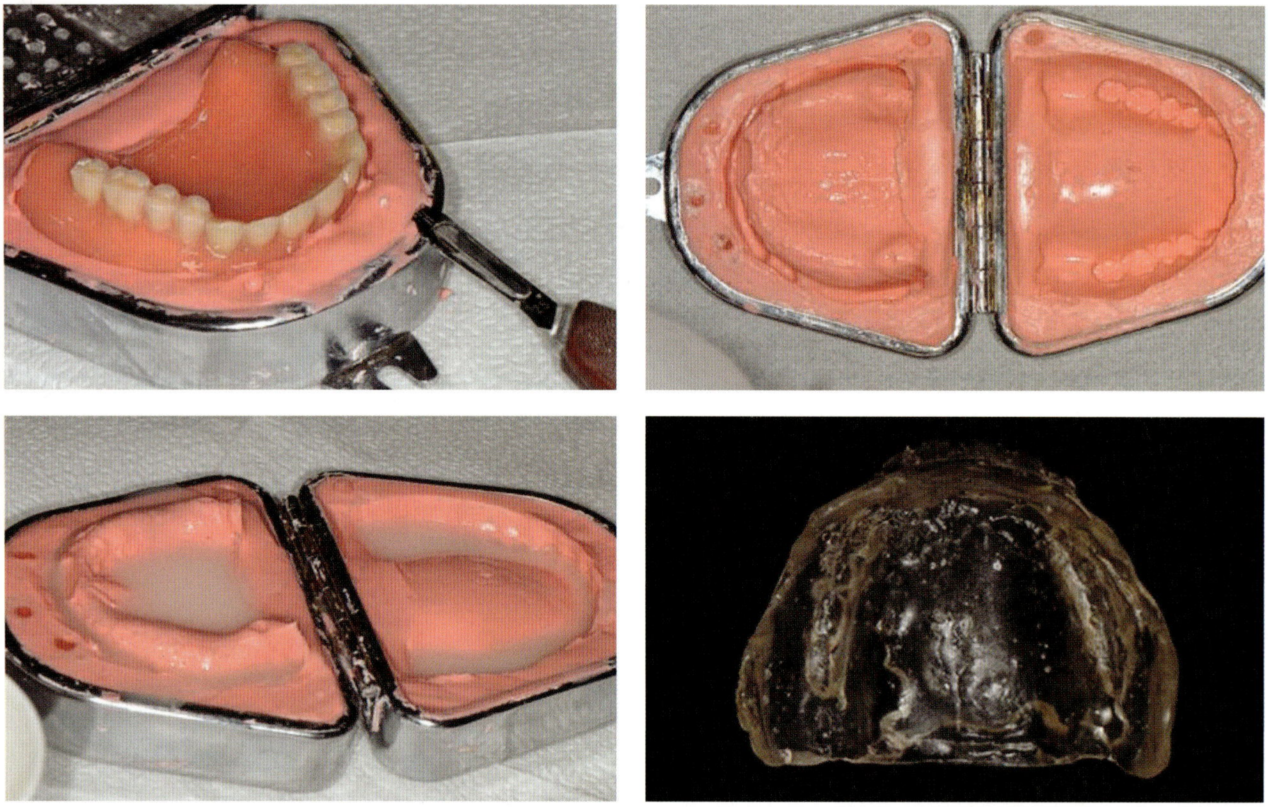

그림 4-18. Denture copy flask.

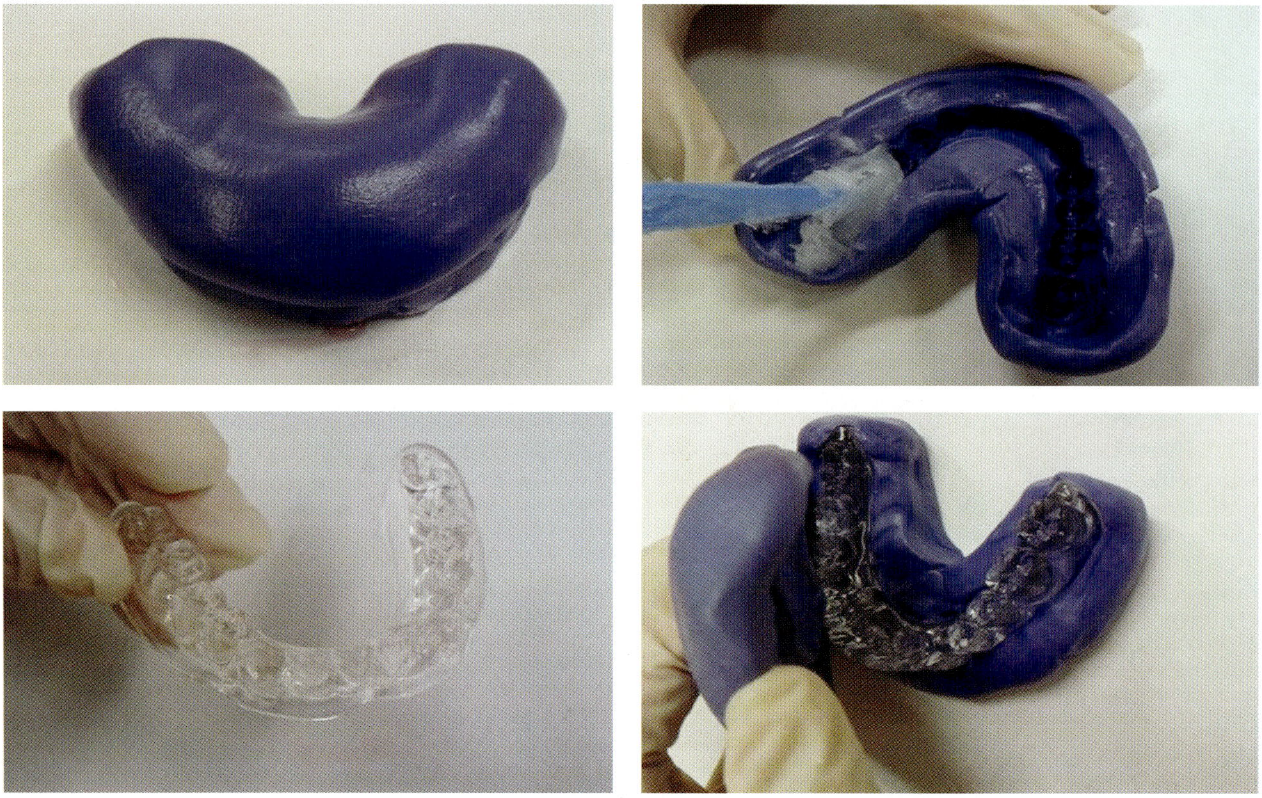

그림 4-19. Putty rubber 인상재로 copy.

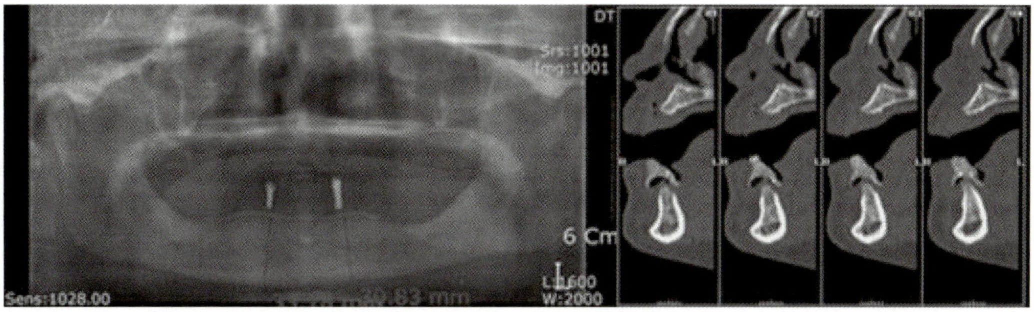

그림 4-20. Stent를 이용한 방사선 촬영.

2) 임플란트의 식립

방사선 촬영과 임상적 검사로 임플란트의 식립 위치를 결정하고 surgical stent를 이용하여 적절한 위치에 임플란트 식립한다. 메틸렌블루 등의 수술용 염색제로 식립부에 표시한 다음, alveolar crest를 따라 incision line을 형성하고 드릴 순서에 따라 수술한다. 이때 꼭 guide pin으로 두 임플란트의 평행여부를 확인하고 임플란트를 식립한 후 봉합한다(그림 4-21~4-26).

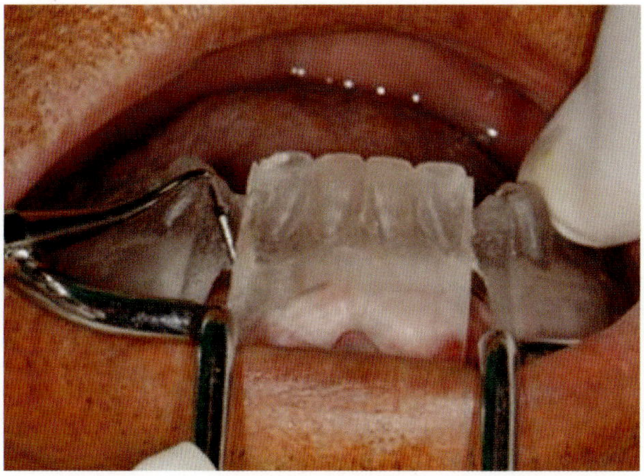

그림 4-21. Surgical stent.

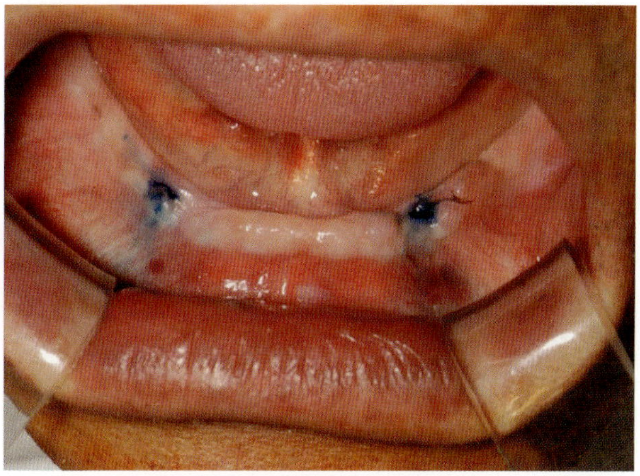

그림 4-22. 메틸렌블루로 식립부 표시.

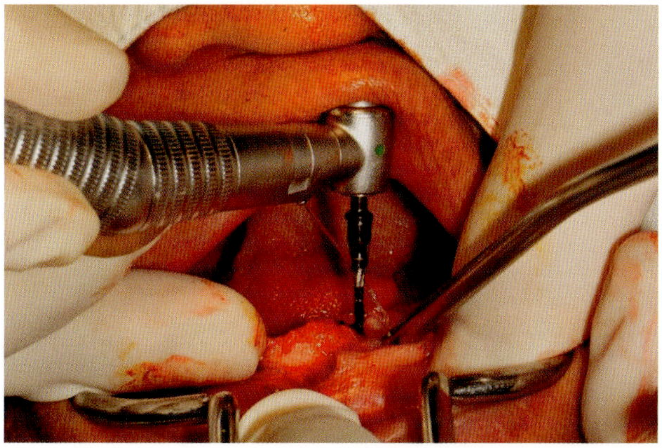

그림 4-23. Drilling.

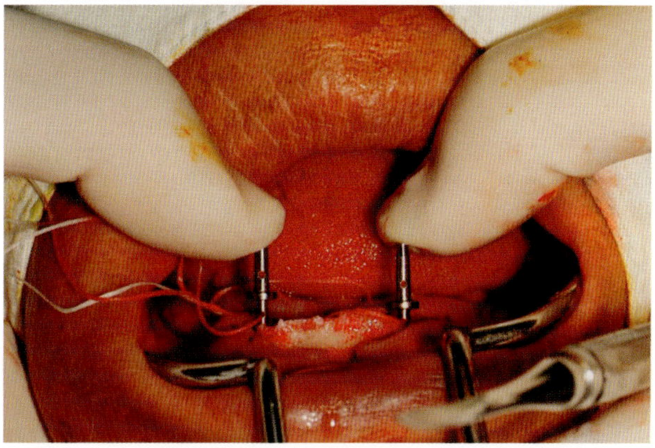

그림 4-24. Guide pin으로 두 임플란트의 평행 여부를 확인한다.

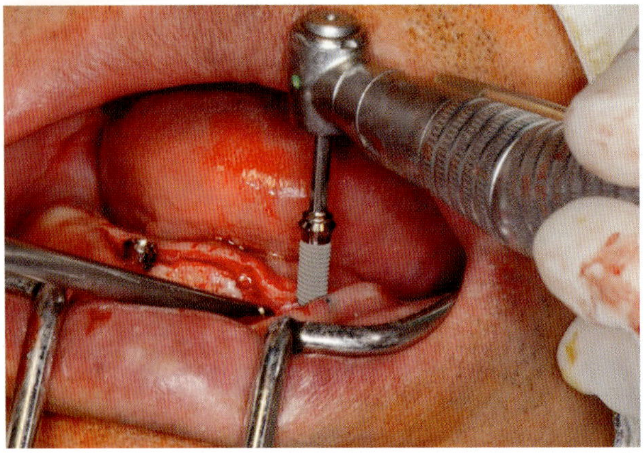

그림 4-25. 임플란트 식립.

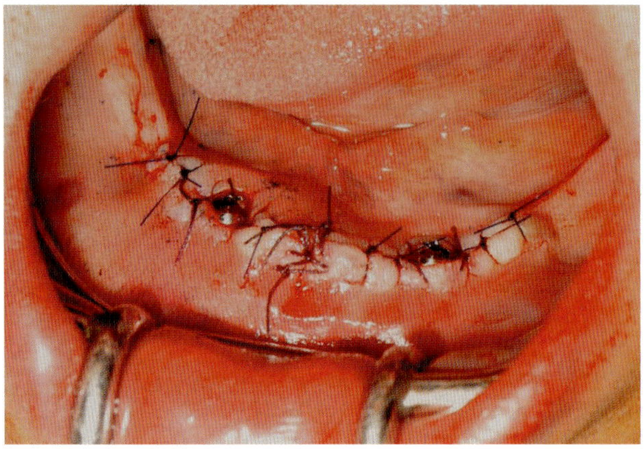

그림 4-26. Suture.

3) Flapless surgery

04

Flapless surgery는 수술에 의한 trauma를 줄일 수 있고, 시술 시간이 짧으며, 술후 회복이 빠르고, 환자의 편안감이 증대되며, 연조직의 외형을 그대로 유지할 수 있다는 많은 장점을 지니고 있다. 하지만 경조직의 형태를 직접 보지 않고 수술을 하게 되므로 많은 위험부담을 안게 되는 단점을 명심해야 한다. Flapless surgery를 선택하는 경우 그 조건에 대해 Oh 등(2007)은 다음과 같이 제시하고 있다(표 4-2). 즉, 임플란트 식립 부위의 골조직의 양이 두께와 근원심 폭이 7mm 이상, 높이가 10mm 이상인 경우, 각화치은의 양이 2mm 이상 남을 수 있는 경우, 또 tissue undercut이 없고 임플란트를 덮는 협측골의 두께가 최소 2mm 이상이 될 수 있는 경우 안전하게 flapless surgery를 선택할 수 있다고 하였다(그림 4-27~4-29).

표 4-2. Flapless surgery의 요건[Oh 등(2007)]

Require bone volume	≥7mm in ridge width, mesiodistal distance ≥10mm bone height
Adequate amount of keratinized tissue	≥2mm remaining tissue
No significant tissue undercut	≥2mm remaining buccal bone thickness

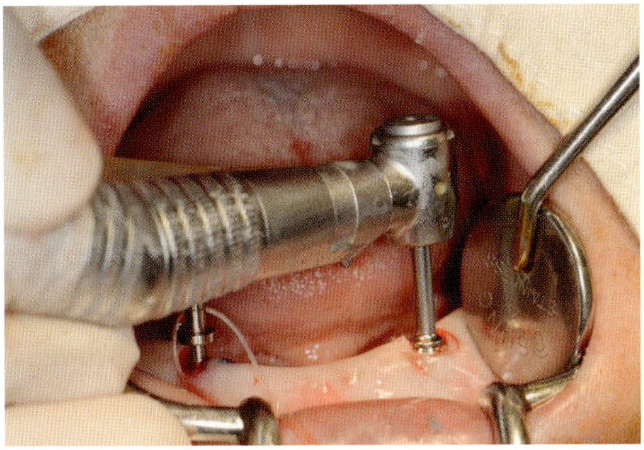

그림 4-27. Flapless surgery를 위한 tissue punch.

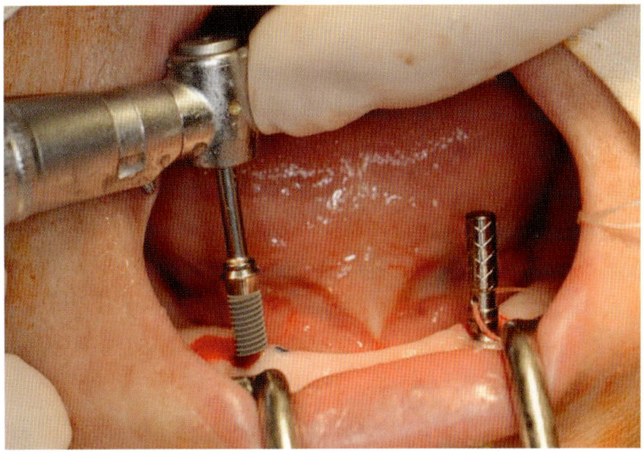

그림 4-28. Flapless surgery로 임플란트 식립.

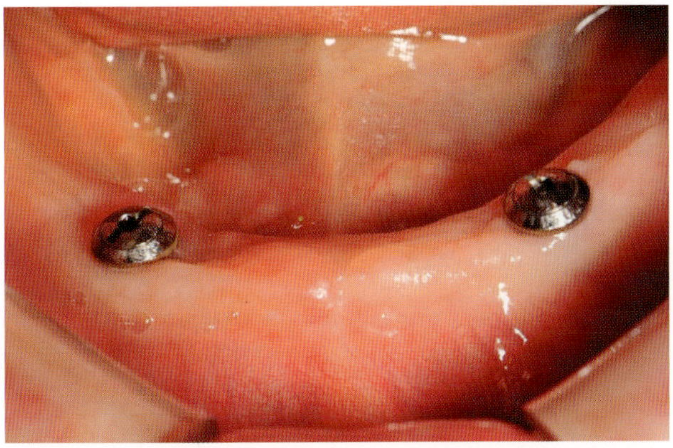

그림 4-29. Implant 식립 완성.

참고문헌

1. Lee JY, Park HJ, Kim JE, Choi YG, Kim YS, Huh JB, Shin SW: A 5-year retrospective clinical study of the Dentium implants. J Adv Prosthodont 2011;3:229-235.
2. 박효진, 조영애, 김종은, 최용근, 이정열, 신상완: Branemark 임플란트의 15년 임상적 후향연구. 대한치과보철학회지 2012;50:61-66.
3. Ferrigno N, Laureti M, Fanali S, Grippaudo G: A long-term follow-up study of non-submerged ITI implants in the treatment of totally edentulous jaws. Part I: Ten-year life table analysis of a prospective multicenter study with 1286 implants. Clin Oral Implants Res 2002;13:260-273.
4. Weingart D, Ten Bruggenkate CM: Treatment of fully edentulous patients with ITI implants. Clin Oral Impl Res 2000;11(Suppl.):69-82.
5. Romeo E, Chiapasco M, Lazza A, Casentini P, Ghisolfi M, Iorio M, Vogel G: Implant-retained mandibular overdentures with ITI implants. Clin Oral Implants Res 2002;13:495-501.
6. Attard NJ, Zarb GA: Immediate and early implant loading protocols: a literature review of clinical studies. J Prosthet Dent 2005;94:242-258.

7. Krennmair G, Waldenberger O: Clinical analysis of widediameter frialit-2 implants. Int J Oral Maxillofac Implants 2004;19:710-715.
8. Guljé F, Raghoebar GM, Ter Meulen JW, Vissink A, Meijer HJ: Mandibular overdentures supported by 6-mm dental implants: a 1-year prospective cohort study. Clin Implant Dent Relat Res 2012;14 Suppl 1:e59-e66.
9. Bidra AS, Almas K: Mini implants for definitive prosthodontic treatment: a systematic review. J Prosthet Dent 2013;109:156-164.
10. Timmerman R, Stoker GT, Wismeijer D, Oosterveld P, Vermeeren JIJF, Van Waas MAJ: An eight-year follow-up to a randomized clinical trial of participant satisfaction with three types of mandibular implant-retained overdentures. J Dent Res 2004;83:630-633.
11. Meijer HJ, Raghoebar GM, Batenburg RH, Visser A, Vissink A: Mandibular overdentures supported by two or four endosseous implants: a 10-year clinical trial. Clin Oral Implants Res 2009;20:722-728.
12. Klemetti E: Is there a certain number of implants needed to retain an overdenture? J Oral Rehabil 2008;35 Suppl 1:80-84.
13. Roccuzzo M, Bonino F, Gaudioso L, Zwahlen M, Meijer HJ: What is the optimal number of implants for removable reconstructions? A systematic review on implant-supported overdentures. Clin Oral Implants Res 2012;23 Suppl 6:229-237.
14. Lee JY, Kim HY, Shin SW, Bryant SR: Number of implants for mandibular implant overdentures: a systematic review. J Adv Prosthodontics 2012;4:204-209.
15. Walton JN, Glick N, MacEntee MI: A randomized clinical trial comparing patient satisfaction and prosthetic outcomes with mandibular overdentures retained by one or two implants. Int J Prosthodont 2009;22:331-339.
16. Taylor TD: Indications and treatment planning for mandibular implant overdentures. In: Feine JS, Carlsson GE, eds.: Implant overdentures; The standard of care for edentulous patients. Quintessence, 2003.
17. Hong HR, Pae A, Kim Y, Paek J, Kim HS, Kwon KR: Effect of implant position, angulation, and attachment height on peri-implant bone stress associated with mandibular two-implant overdentures: a finite element analysis. Int J Oral Maxillofac Implants 2012;27:e69-e76.
18. Oh TJ, Shotwell J, Billy E, Byun HY, Wang HL: Flapless implant surgery in the esthetic region: advantages and precautions. Int J Periodontics Restorative Dent 2007;27:27-33.
19. MacEntee MI, Joanne N: Walton the economics of complete dentures and implant-related service: a framework for analysis and preliminary outcomes. J Prosthet Dent 1998;79:24-30.
20. Davaparnah M, et al.: Clinical manual of implant dentistry. Quintessence, 2003.

05

Implant Overdenture를 위한 Attachment System

의치의 유지 및 안정성을 증진시키기 위해, 다양한 attachment가 implant overdenture에서 사용될 수 있다. 많은 attachment system이 나와 있지만 대부분 세 가지로 분류할 수 있다. 즉, stud, bar 및 magnet이다. Attachment system의 선택은 그 용도와 임상상황에 따라 선택할 수 있다. Attachment system를 선택할 때 무엇보다 중요한 점은 각 attachment system의 특성과 기능을 파악하고 증례에 따라 가장 적절한 system을 선택해야 한다는 것이다.

Preiskel(1985, 1996)은 다음과 같이 attachment system의 종류와 장단점을 기술하고 있다(그림 5-1).

	Advantages	Disadvantages
Stud(Ball) 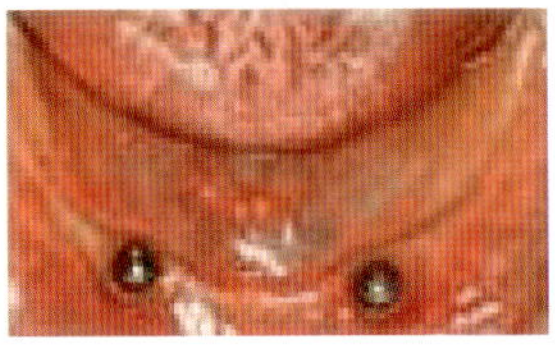	• Straight forward to use • Favorable retention • Less technique sensitive • Easy to maintain plaque free	• Wear and distortion • Critical alignment
Bar 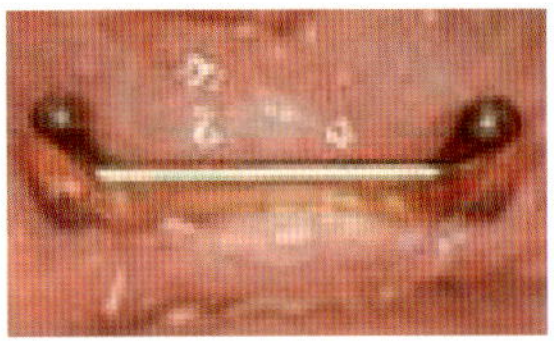	• Splinting • Load sharing • Significant stability • Additional retention	• Bulk: need interarch space • Plaque accumulation • More technical skill
Magnet 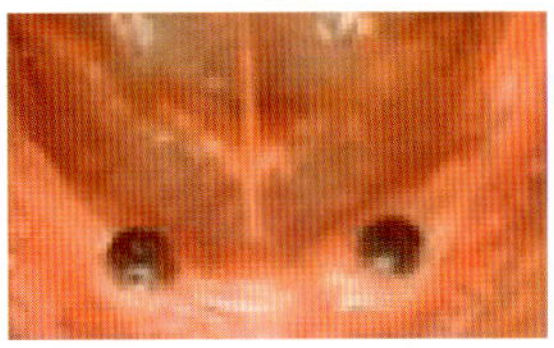	• Free path of insertion • Effectively self-seating • Lower lateral force transmitted	• Wear and corrosion • Less shear loads resistance

그림 5-1. 각 attachment system의 장단점[Preiskel(1985, 1996)].

Attachment system의 중요한 선택기준의 하나는 그 attachment system을 사용한 implant overdenture의 장기간 성공률이다. 김 등의 systematic review 연구에 의하면 stud, bar 및 magnet attachment의 implant survival rate는 stud 95.8~97.5%, bar 96.2%~100%, magnet 91.7%으로 모든 attachment system에서 높은 성공률을 보이고 있다. 환자 만족도 또한 세 system 간에 차이가 없었다. 하지만 보철물의 유지관리와 합병증 발생의 면에서는 magnet system이 조금 더 높게 나타났다.

임상이나 연구 등에서 attachment system이 선택되는 사용 빈도는 stud가 가장 많고, 그 다음이 bar, magnet 순이다. 이는 아마도 기공제작이나 관리가 쉬운 점이 가장 큰 영향을 준다고 생각된다.

Stoumpis와 Kohal의 연구에 따르면 많은 임상연구에서 임플란트를 splinting하는 것과 splinting하지 않은 것의 결과에는 차이가 없는데, 단지 splinting하지 않은 경우가 보철적인 관리나 합병증 발생 면에서 더 유리하다고 하였다. 이는 하악의 경우 implant overdenture를 위한 attachment system을 선택할 때 임플란트를 splinting하는 것이 반드시 유리한 선택은 아니라는 점이다. 단, 상악의 경우는 조금 그 결과가 달라 다음 상악 implant overdenture를 논한 장에서 자세히 다룰 것이다.

1 Stud attachment

Stud attachment는 ball, locator 등이 가장 많이 쓰이고 있다. Ball은 또 female part의 구성에 따라 metal, gold 또는 zirconia로 만들어진 cap type과 rubber로 된 O-ring type이 있다. Ball type의 장점은 움직임을 허용하는 유격이 크며, female의 교환이나 유지력 증가를 위한 tightening이 용이하다는 것이다. 단점은 attachment가 차지하는 수직·수평적 공간이 비교적 크다는 점이다(그림 5-2).

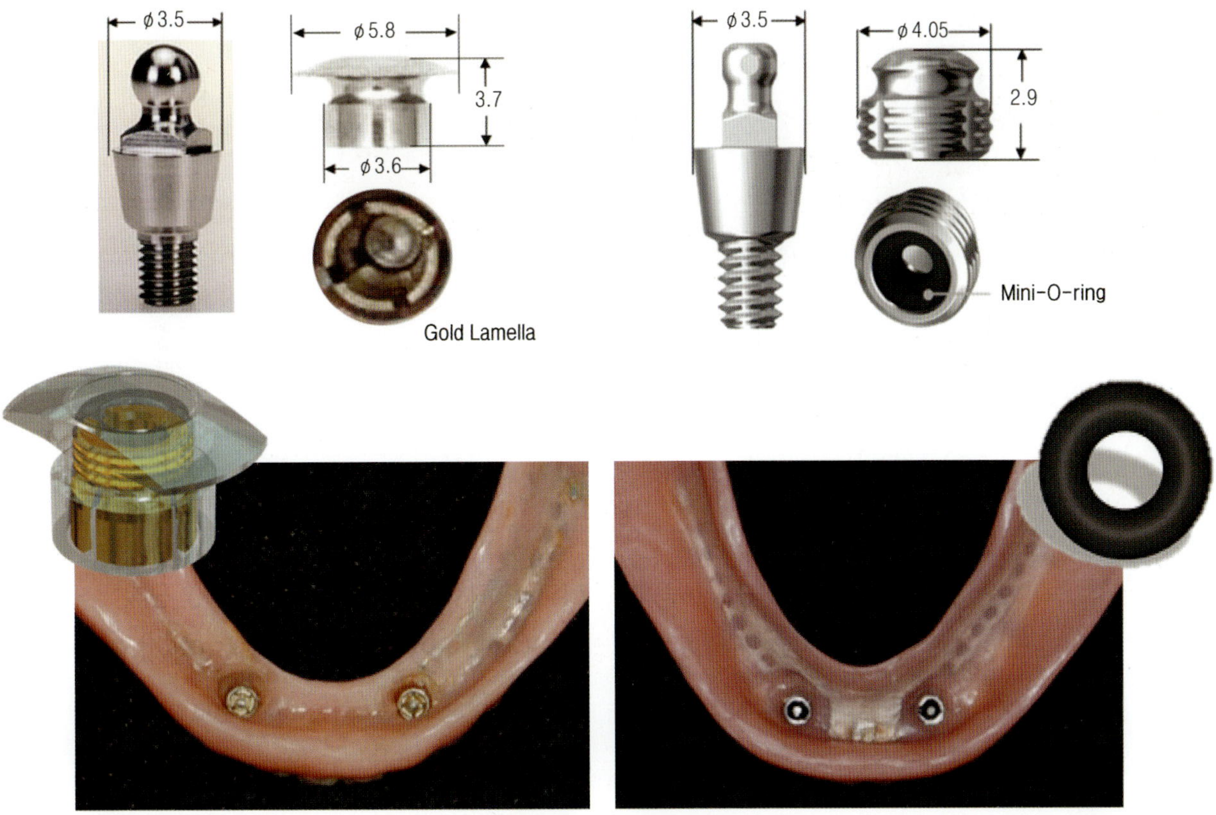

그림 5-2. Ball attachments.

Locator는 metal로 구성된 male part와 교환이 가능한 plastic 연결부가 내장된 female part로 되어 있다. 장점으로는 유지력이 좋고 수직공간이 비교적 작으며, 다양한 유지력의 유지부 plastic이 있어 유지력 조절이 가능하다는 점이다. 단점은 움직임을 허용하는 유격이 크지 않아 지대치에 미치는 하중이 클 수 있고 다수의 attachment를 사용한 경우 환자의 착탈이 용이하지 않을 수 있다(그림 5-3).

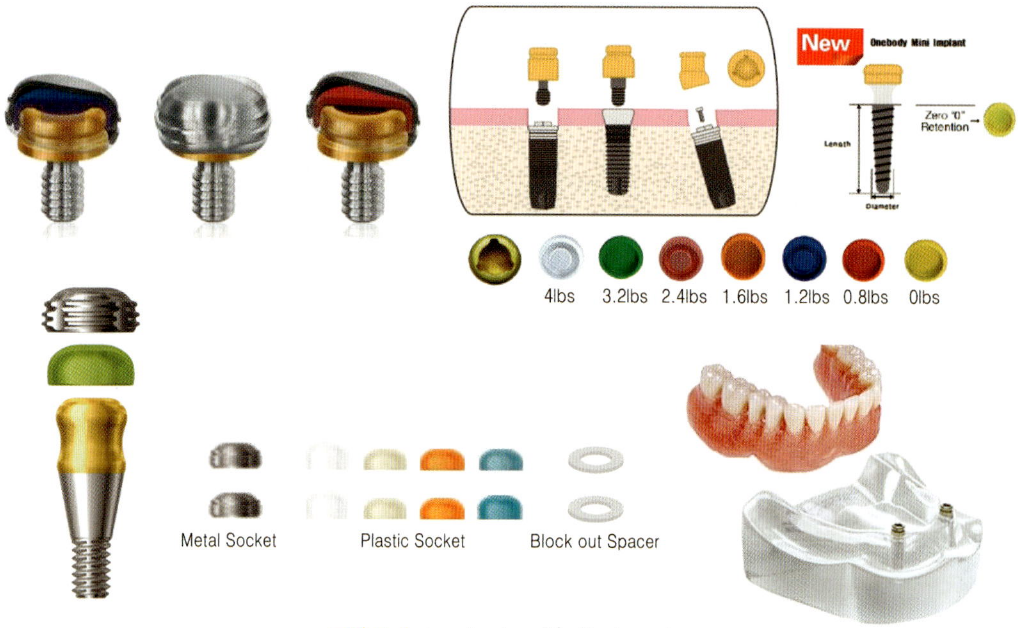

그림 5-3. Locator type의 attachments.

Ball과 locator attachment를 비교한 여러 임상연구를 보면 거의 유사한 결과를 보이고 있다. 특히 구강 내에 연조직 염증이나 변연부 골소실 등의 생물학적인 영향은 모두 양호한 것으로 보고되고 있다. 그러나 일부 연구에서는 보철적인 유지관리 측면에서 ball type이 locator type 보다 더 자주 관리가 필요하다는 보고가 있다. 그러나 임플란트의 성공률 등에 대한 영향은 차이가 없다고 알려져 있어, 그 선택은 임상가의 편의성이나 익숙함과 증례에 따라 선택하면 될 것이다.

2 Bar attachment

Bar attachment는 임플란트를 연결시켜 splinting 역할을 하는 장점을 가진 overdenture의 유지 장치이다. Bar attachment는 기능운동의 허용 여부에 따라 bar joint(recilient)와 bar unit(rigid)로 나눌 수 있다(그림 5-4).

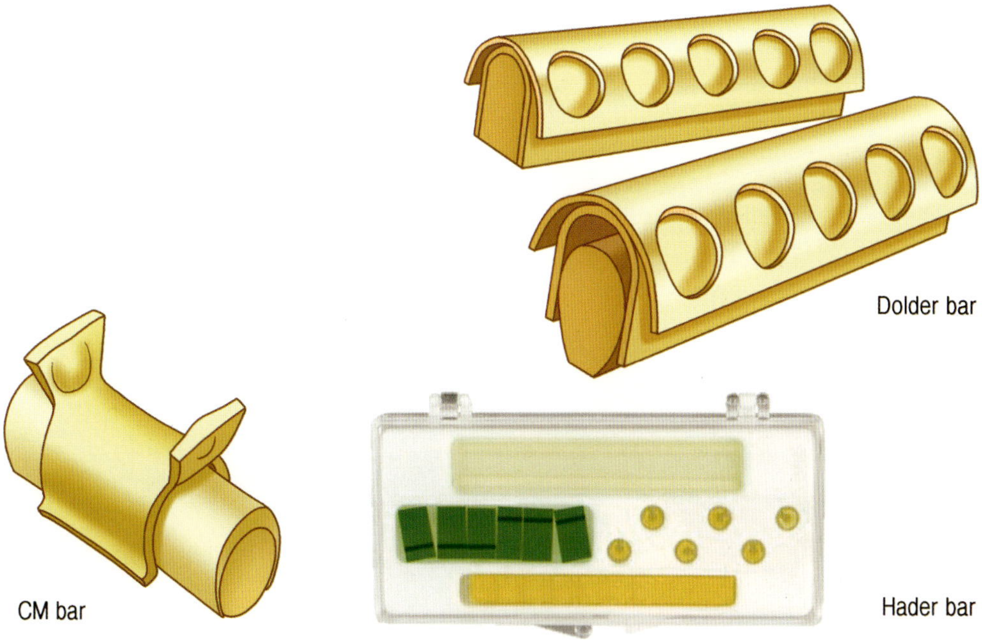

그림 5-4. 여러 가지 bar attachments.

가장 대표적인 attachment인 Dolder bar joint attachment는 1960년대에 스위스의 E. J. Dolder에 의해서 개발되어 좋은 장기관찰 결과를 보여준 attachment이다. 크기에 따라서 standard type과 mini type으로 나누어져 있으며 pear-shape의 bar와 sleeve 및 spacer로 되어 있고, sleeve는 retention의 조절이 가능하다. 이 bar attachment는 bar에 sleeve가 끼워졌을 때 높이가 standard type은 4.5mm, min-type은 3.5mm가 되기 때문에 interarch space가 적은 환자에는 standard type을 적용하는 데 어려움이 있다. 다른 형태의 bar attachment로는 CM round bar가 있다. 이 attachment는 round 형태의 bar로 되어 있고 bar의 크기(직경이 약 2mm 이하)가 작은 편이며 0.5mm 두께의 spacer와 5mm의 sleeve로 되어 있다.

Hader bar attachment는 bar와 sleeve가 plastic으로 만들어져 있다. 이 bar는 소환이 되어 어느 금속이라도 주조가 가능하기 때문에 경제적인 bar system이다. 이 attachment system은 plastic으로 된 fabricating rider가 있어서 의치 제작 시 bar에 끼운 상태로 resin packing을 한 후 의치를 완성하고 나서 fabricating rider를 제거하면 플라스틱으로 된 female rider가 끼워질 자리가 의치의 내면에 생기게 된다. Seating tool에 의해서 plastic rider는 의치에 쉽게 끼울 수 있다. 그러나 rider가 비교적 쉽게 마모가 되기 때문에 자주 교환해주어야 하고, rider의 retention 조절이 불가능하다는 제한점이 있다.

또 최근 새로운 형태의 편의성이 향상된 bar attachment도 소개되고 있다. Stress free implant (SFI) (Cendres Métaux, Biel/Bienne, Switzerland)로 기성 bar attachment를 solder나 주조없이 바로 크기에 맞게 잘라 연결해 주는 형태이다(그림 5-5).

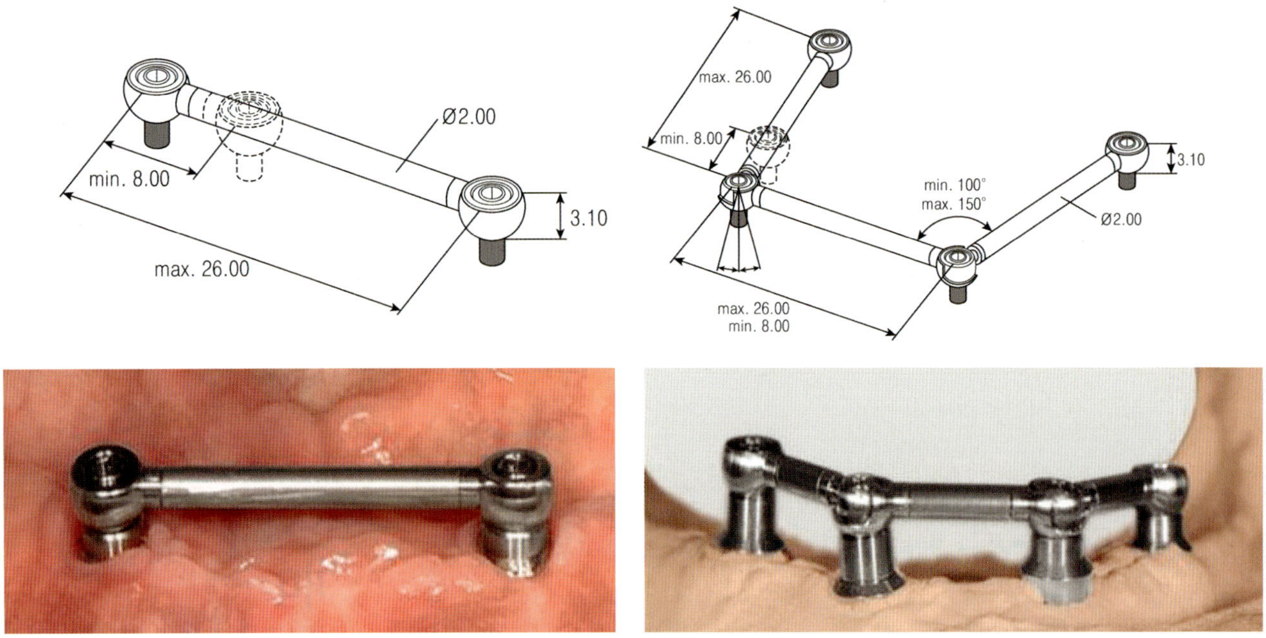

그림 5-5. Stress free implant(SFI) bar sttachment(Cendres Métaux, Biel/Bienne, Switzerland).

Bar attachment의 설계에는 몇 가지 지켜야 할 원칙이 있다.

우선 bar는 의치의 예측 가능한 움직임에 대해 일정한 방향으로 배열해야 한다. 즉, attachment가 허용하는 움직임의 방향과 의치의 기능적 운동방향을 일치하도록 배열하고 가능한 한 그 균형을 이루도록 해야 한다(그림 5-6). 또 bar의 배열이 악골의 수직적, 수평적 위치와 평행관계를 이루도록 해야 한다. 임플란트의 식립 위치가 균형을 이루지 못하는 경우에는 약간의 변형을 통해 기능하는 부위가 평행이 될 수 있도록 배열해 주어야 한다(그림 5-7). Merisce-Stern 등(1977)은 bar attachment의 distal extension은 임플란트의 수가 하악에서는 2개, 상악에서는 4개 이상되었을 경우에만 고려하도록 권고하고 있다(그림 5-8).

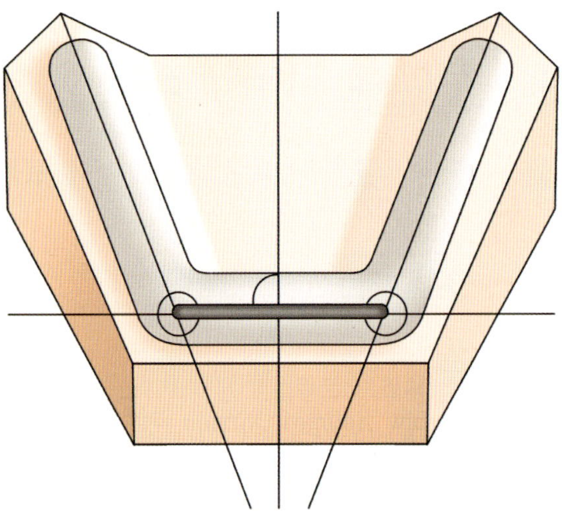

그림 5-6. Line of rotation.

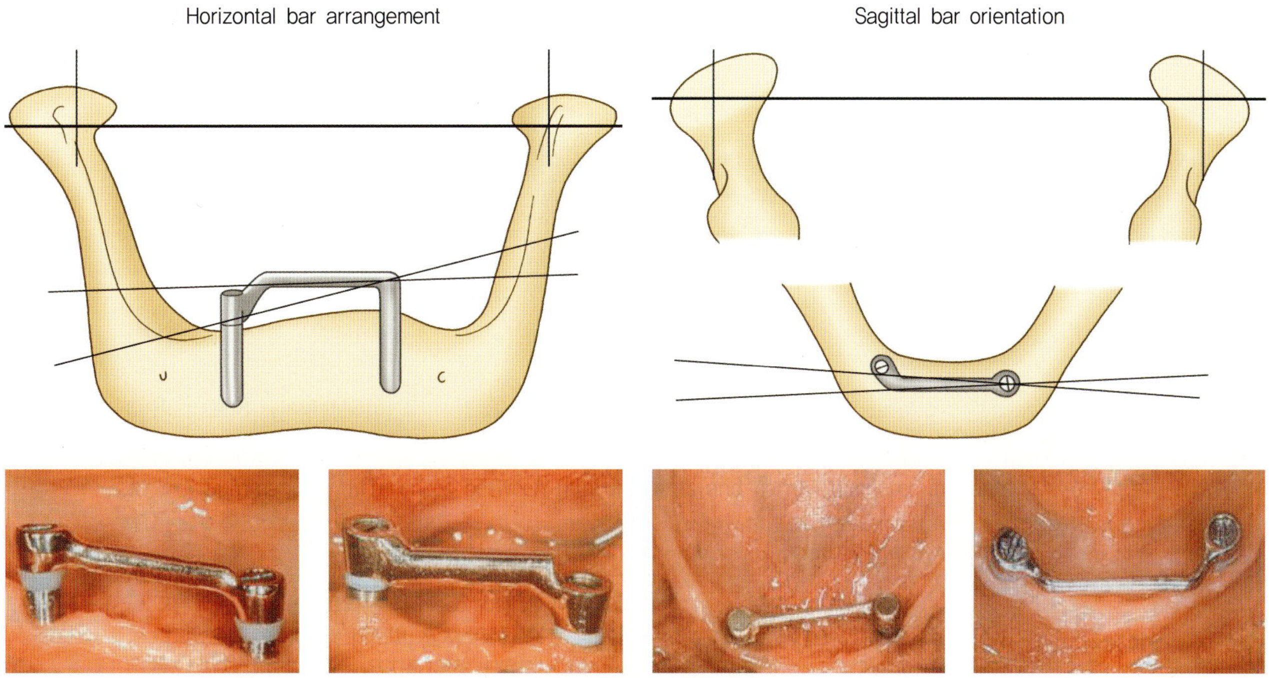

그림 5-7. Bar arrangement.

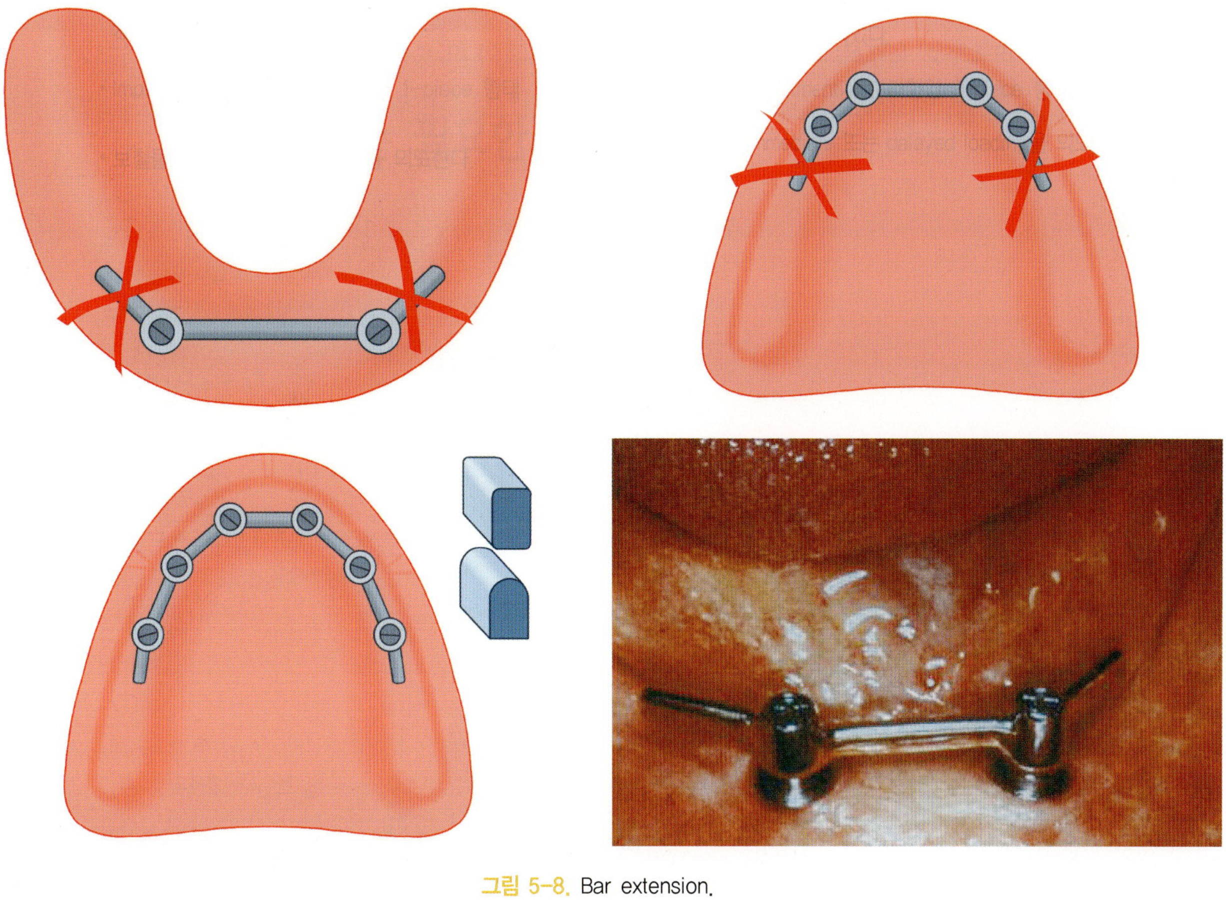

그림 5-8. Bar extension.

3 Magnet attachment

Magnet attachment는 임플란트에 가해질 수 있는 유해한 측방력을 줄이고, 수직공간이 작으며, 환자가 의치를 착탈하기 쉽고, 청결관리가 용이하며, 수직적인 유지력이 뛰어나다. 또한 attachment의 부착이나 취급이 쉽다.

하지만 측방에서 가해지는 외력에 취약해 일부 attachment system은 측방력에 저항할 수 있는 구조를 추가하고 있고, 의치상의 움직임을 허용할 수 있는 유격이 없어 디자인이 변형된 system이 나와 있다. 또 장기적 사용 시 마모나 corrosion 등이 발생하기도 한다. 하지만 앞서 기술한 장점으로 행동이 불편한 환자나 다른 attachment system을 사용하는 데에 제약이 있는 경우 많이 선호되고 있다.

Attachment system의 선택은 attachment의 장점, 술자의 숙련도 및 증례에 따라 이루어져야 한다. 또 한 가지 반드시 고려해야 할 점은 각 attachment system에 따른 의치상의 움직임에 대한 허용 범위이다. Goto 등의 연구에 따르면 magnet attachment가 의치의 움직임에 대한 허용량이 가장 크며, 특히 의치의 수평적 회전(yawing)이 크게 나타난다고 하였다. 환자의 상태를 충분히 고려한 attachment의 선택이 필요하다(그림 5-9).

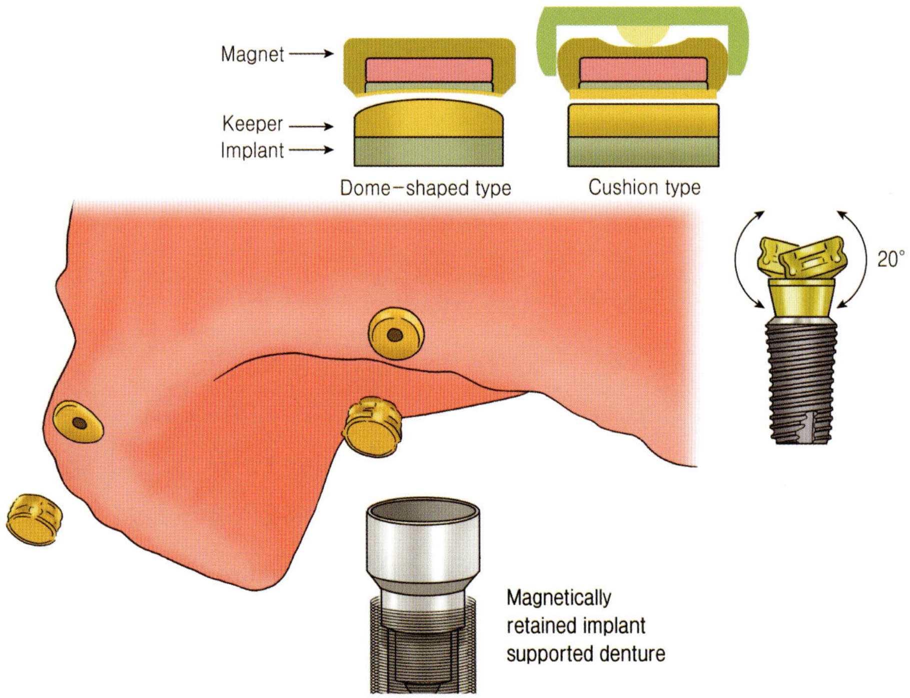

그림 5-9. Magnet attachments.

4 Attachment의 연결 및 부착

Attachment의 연결은 male part를 임플란트에 장착한 후 의치상에 female part를 부착하게 되는데, 그 시기에 따라 직접법과 간접법으로 나눌 수 있다(표 5-1).

표 5-1. 직접법과 간접법의 장단점[Nissan 등(2011)].

	Direct	Indirect
Advantages	• Simple • Lesser expensive • Less prosthetic elements • Patient retaining the prosthesis	• Reduced chair time • Avoidance of contact with monomer • Optimal polishing • Better mechanical properties
Disadvantages	• Required high skill • Control of the prosthesis position during curing • Avoid flow of resin into undercuts • Poor mechanical properties	• Inaccuracy in impression procedure • Incomplete settling

직접법이란 의치의 완성 후 구강 내에서 부착하는 경우이고, 간접법이란 의치 완성 시 기공과정에서 부착하거나 의치로 pick-up 인상을 채득하여 기공실에서 부착하는 방법이다. 두 방법 모두 임상에서 사용할 수 있으며, 각각 장단점이 있다.

직접법은 임상과정이 비교적 간단하고, 비용이 적으며, impression coping 등의 부가적인 component가 필요하지 않고, 환자가 의치를 맡기지 않아도 되는 장점이 있다. 하지만 구강 내에서 레진이 curing되는 동안 의치를 적절하게 유지시키고, undercut에 레진이 들어가 걸리지 않아야 하는 등 술자의 높은 숙련도가 요구되며, 연결시키는 레진의 물리적 성질이 간접법으로 완성한 경우보다 저하될 수 있다.

간접법은 chair time이 비교적 짧고, 구강 내에 레진에 의한 자극이 없으며, 깨끗한 마무리가 가능하다. 하지만 과정이 복잡해서 부착위치의 오차가 발생할 가능성이 크다.

Nissan 등의 연구에서는 직접법으로 연결한 경우가 attachment의 마모 등으로 생길 수 있는 보철적 합병증의 발생이 더 적다고 하였으나, 임상가는 증례에 따라 또는 술자의 숙련도에 따라 선택해서 사용하는 것이 좋겠다.

1) 직접법

Attachment를 연결하려면 우선 male part인 abutment를 임플란트에 정확하게 연결해야 한다. 보철물을 장착할 시기가 되면 임플란트의 안정성 등을 검사한 후 torque wrench를 이용해서 30N 정도의 힘으로 풀리지 않게 장착한 다음 female part를 부착하도록 준비한다(그림 5-10).

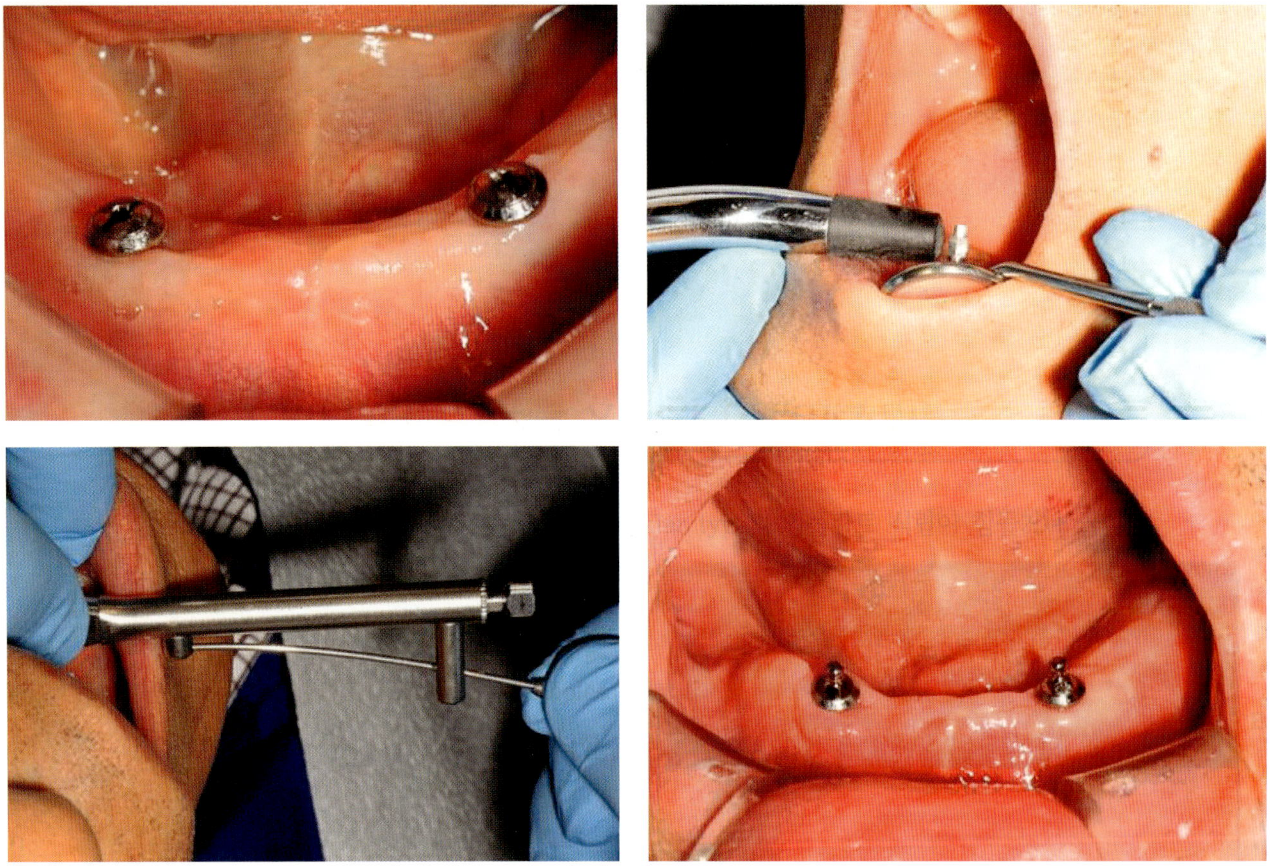

그림 5-10. Male part인 abutment의 연결.

Spacer가 있는 system의 경우 spacer를 male part에 먼저 장착하고 의치 내면의 female이 들어갈 수 있는 공간을 삭제한다. 이때 fit checker 등을 사용해서 충분한 공간을 형성해 주고 부착용 레진이 빠져나갈 수 있는 vent hole을 형성해 준다(그림 5-11~5-13).

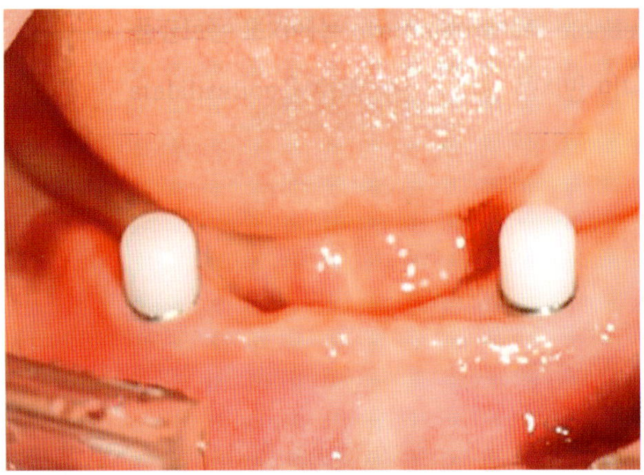

그림 5-11. Spacer를 장착.

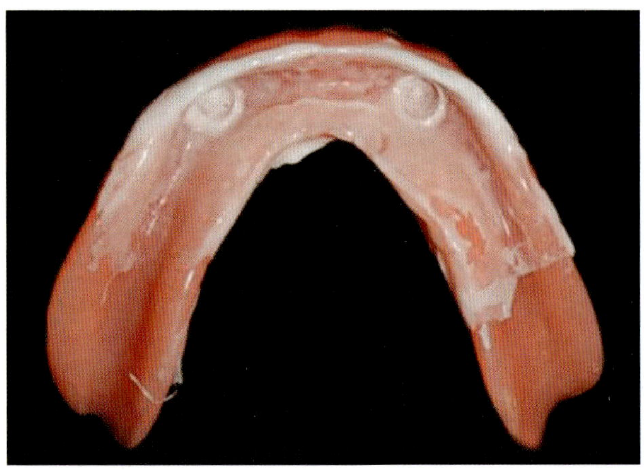

그림 5-12. Fit checker로 female space를 확인.

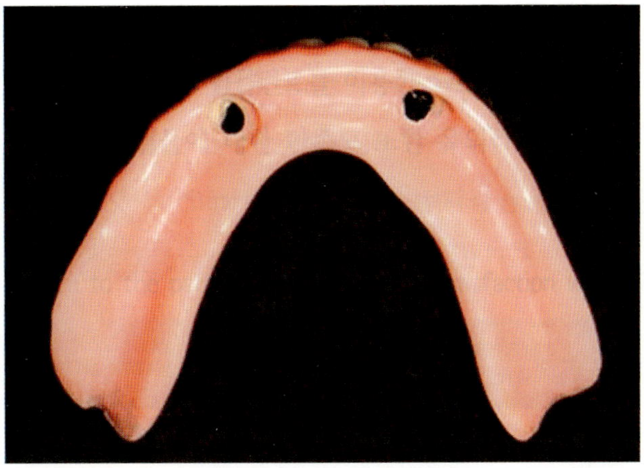

그림 5-13. 공간을 충분히 부여한 후 vent hole 형성.

Attachment의 male part를 abutment에 연결하고 undercut 부위를 꼼꼼하게 relief해야 한다. 이때 rubber dam 조각이나 비닐을 사용해도 좋으나, flowable temporary resin 등을 이용하면 더 편리하다(그림 5-14, 5-15).

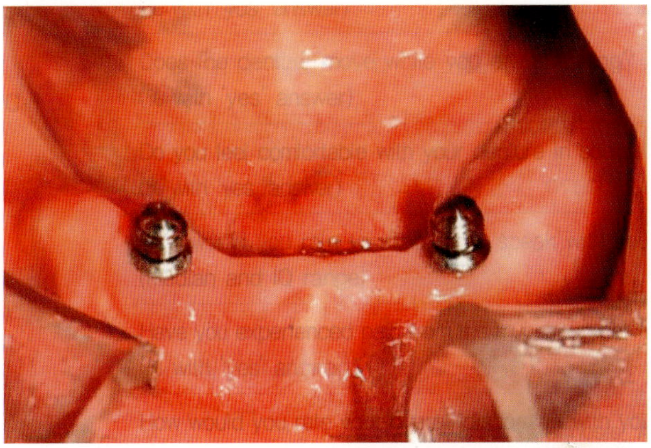

그림 5-14. Attachment 삽입.

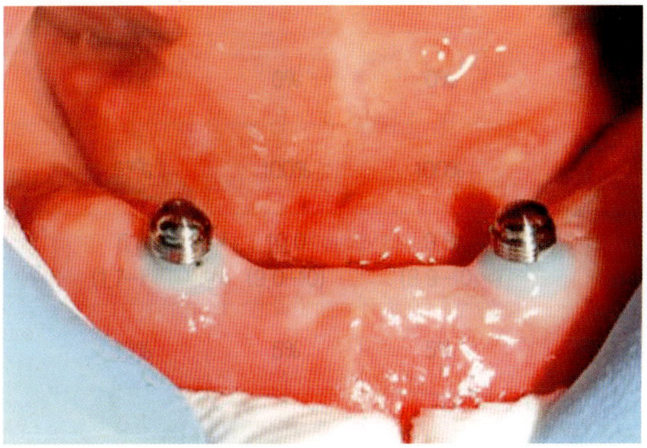

그림 5-15. Undercut relief.

의치상용 direct resin을 mixing한 후 의치상 내면의 hole에 넣고, 조금 묽게 mixing한 후 붓을 이용하여 attachment의 외면에 발라주어야 한다. 의치를 구강 내에 위치시켜 vent hole로 레진이 빠져나오는 것을 확인한 후 제위치로 환자를 교합시킨 다음 레진이 경화될 때까지 약 5~10분 정도 물고 있게 한다(그림 5-16, 5-17). 이후 레진이 완전히 경화된 후 의치를 제거하고 마무리와 연마를 한다(그림 5-18).

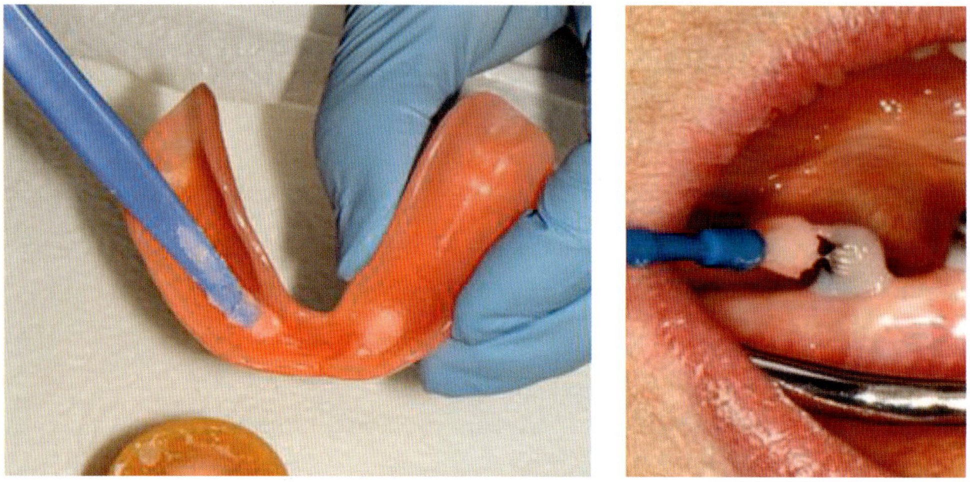

그림 5-16. 의치상용 direct resin의 적용.

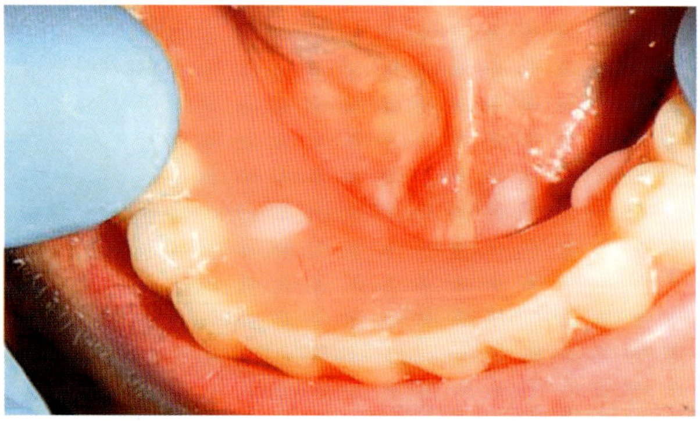

그림 5-17. 의치를 구강 내 장착하고 여분의 레진이 빠져나오는 것을 확인한다.

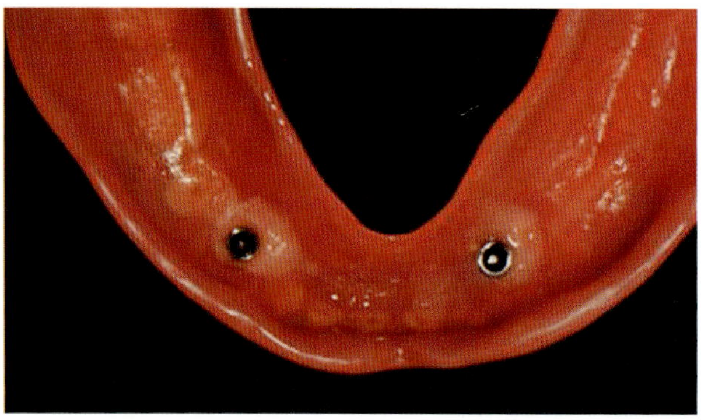

그림 5-18. 완성된 implant overdenture의 내면.

2) 간접법

간접법으로 attachment를 부착할 경우 impression coping을 준비하여 abutment에 위치시킨다(그림 5-19). 의치상 내면에 impression coping이 위치할 공간을 충분히 삭제해 주어야 하는데, 직접법으로 할 때보다 더 많은 양의 삭제가 필요해서 의치상이 지나치게 약화될 수 있어

파절에 주의해야 한다. 또 의치의 tissue side를 모두 relining해 주어야 균질한 내면을 얻기 쉽기 때문에 전반적인 내면의 삭제가 필요하다(그림 5-20).

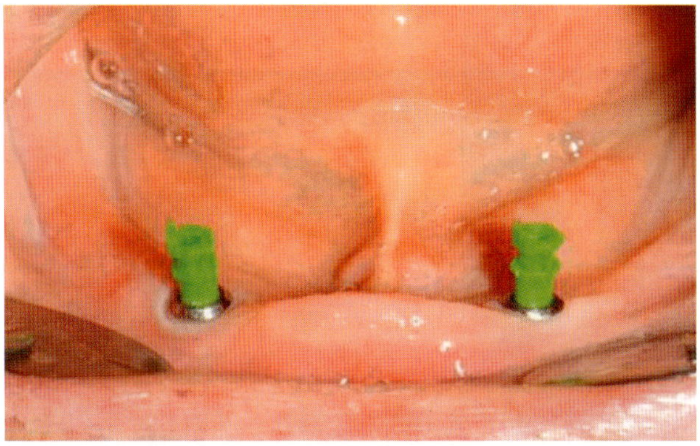

그림 5-19. Impression coping.

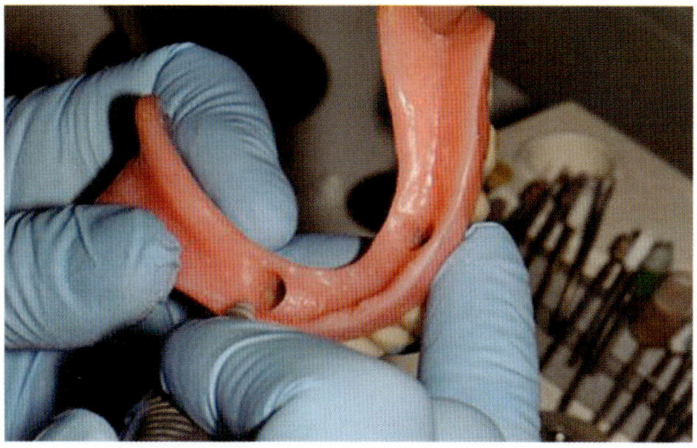

그림 5-20. 의치 내면의 삭제.

충분한 공간이 부여되면 의치상 내면에 인상재 접착을 위해 adhesive를 도포한 후 인상재를 주입하여 구강 내에 위치시킨 다음 교합시킨다. 인상재가 경화되면 impression coping이 부착된 pick-up 인상을 얻는다(그림 5-21~5-24).

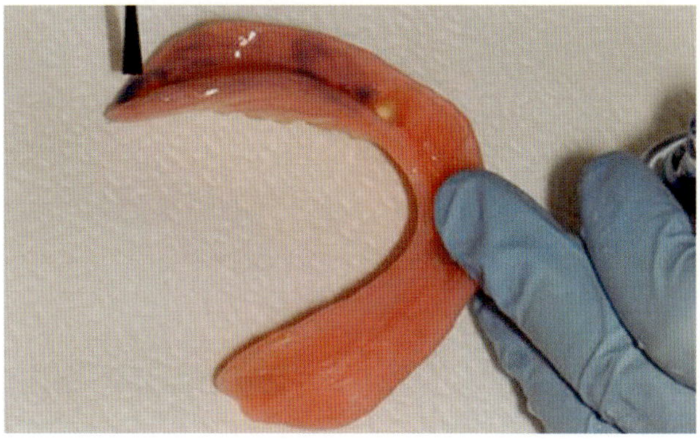

그림 5-21. 인상재 adhesive 도포.

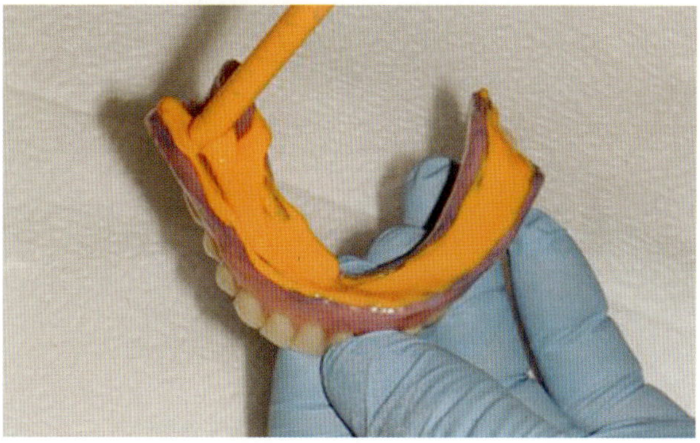

그림 5-22. 인상재 주입.

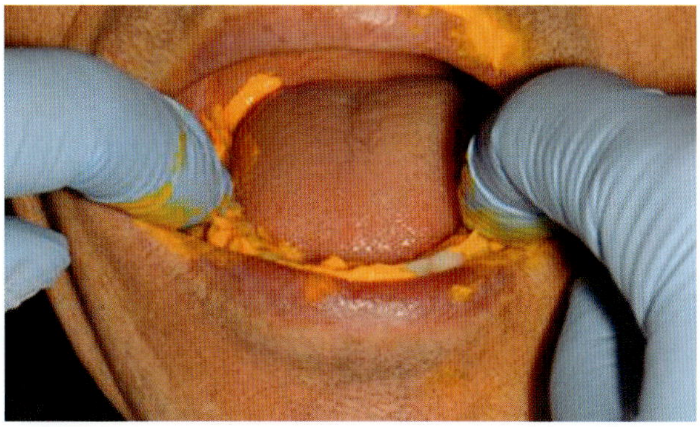

그림 5-23. 구강 내 삽입.

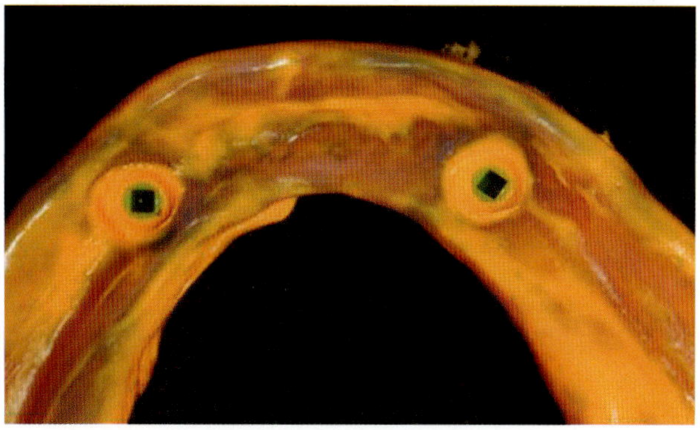

그림 5-24. Pick-up 인상.

얻어진 인상체는 기공실에서 lab analog를 연결하고 master cast를 제작하여 relining을 시행한다(그림 5-25~5-27). Ball attachment뿐만 아니라 locator나 magnet attachment도 같은 방법으로 연결해 준다(그림 5-28~5-30).

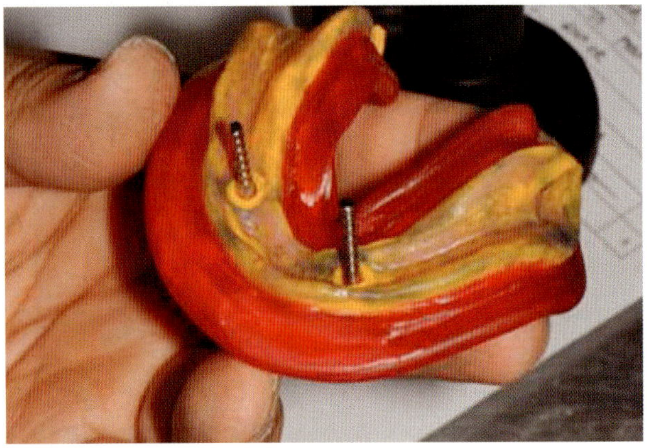

그림 5-25. Lab analog 연결.

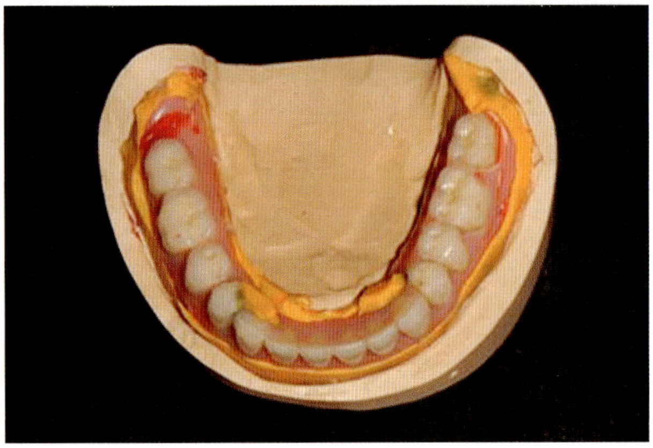

그림 5-26. Master cast.

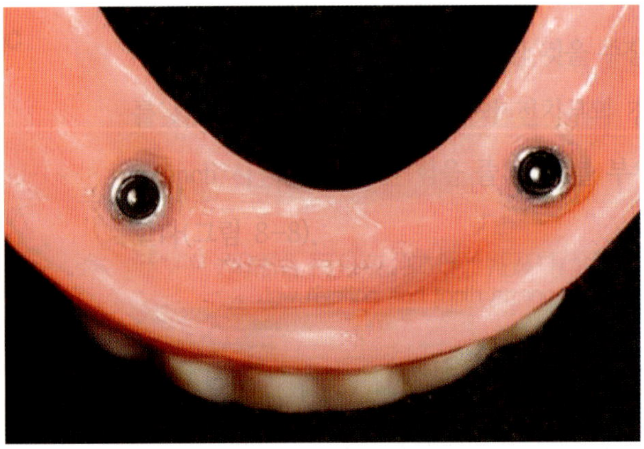

그림 5-27. 완성된 ball attachment overdenture.

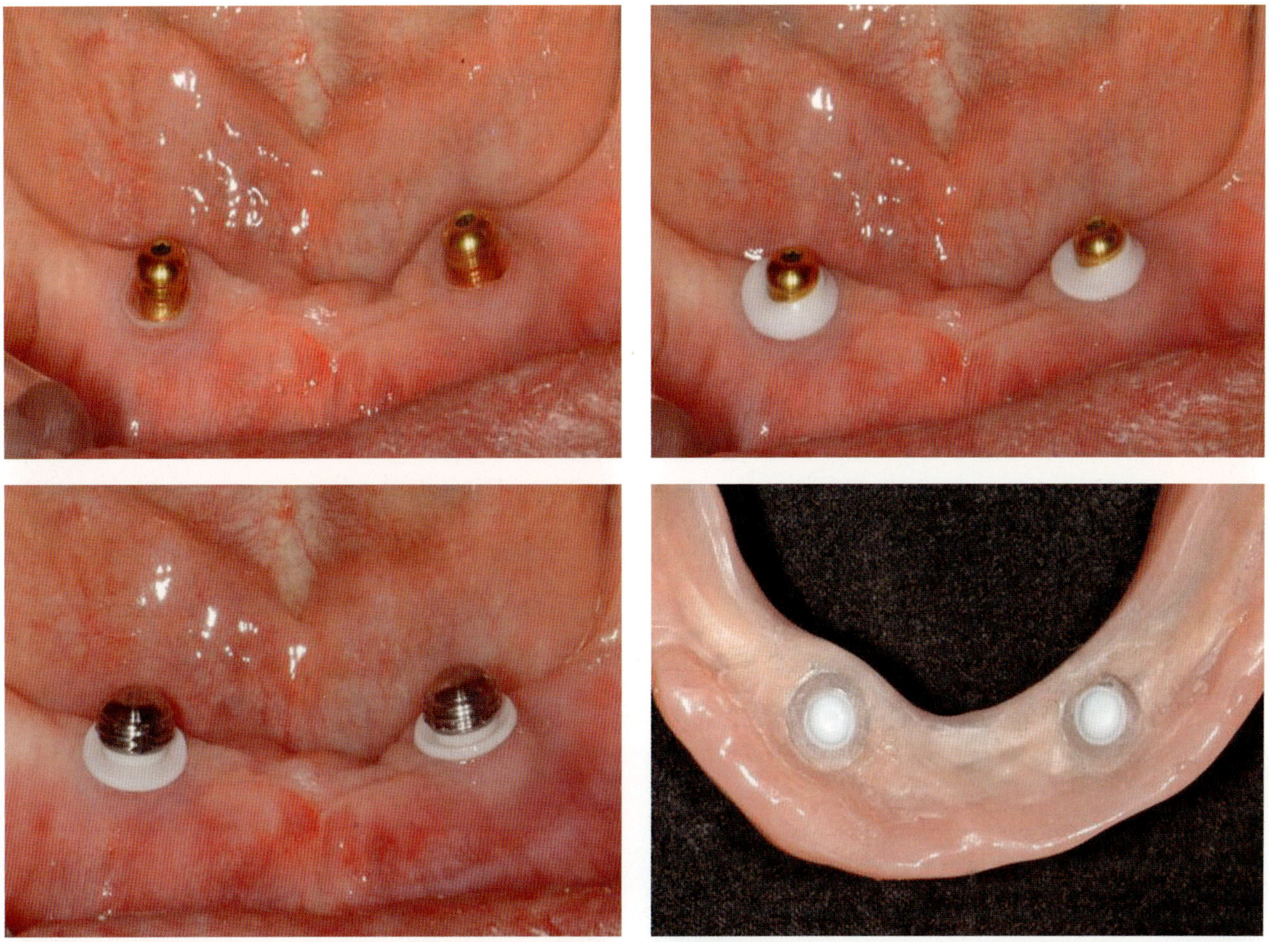

그림 5-28. Locator도 같은 방법으로 연결한다.

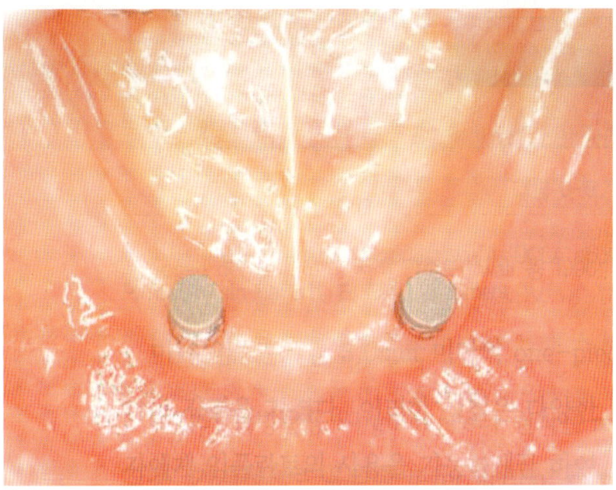

그림 5-29. Magnet attachment의 부착.

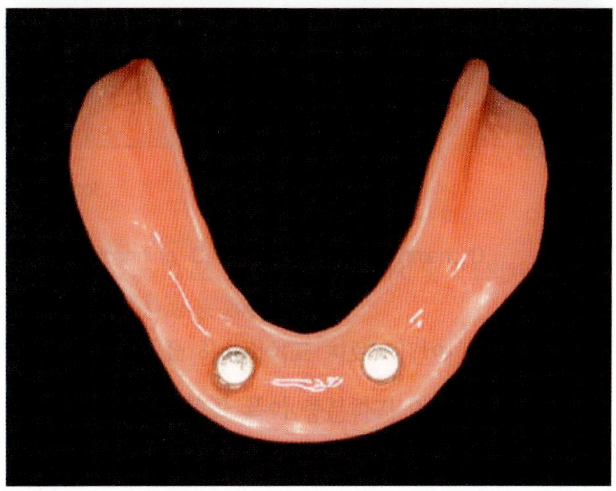

그림 5-30. 완성된 magnet overdenture.

3) Bar attachment의 제작

Bar attachment는 기공과정이 반드시 수반되고, 구강 내 연결작업이 용이하지 않아 대부분 간접법에 의해 제작된다. 일반적으로 최종인상 채득 시 총의치 인상과 임플란트의 인상을 동시에 얻는 all-in-one impression method가 많이 사용되고 있다(그림 5-31).

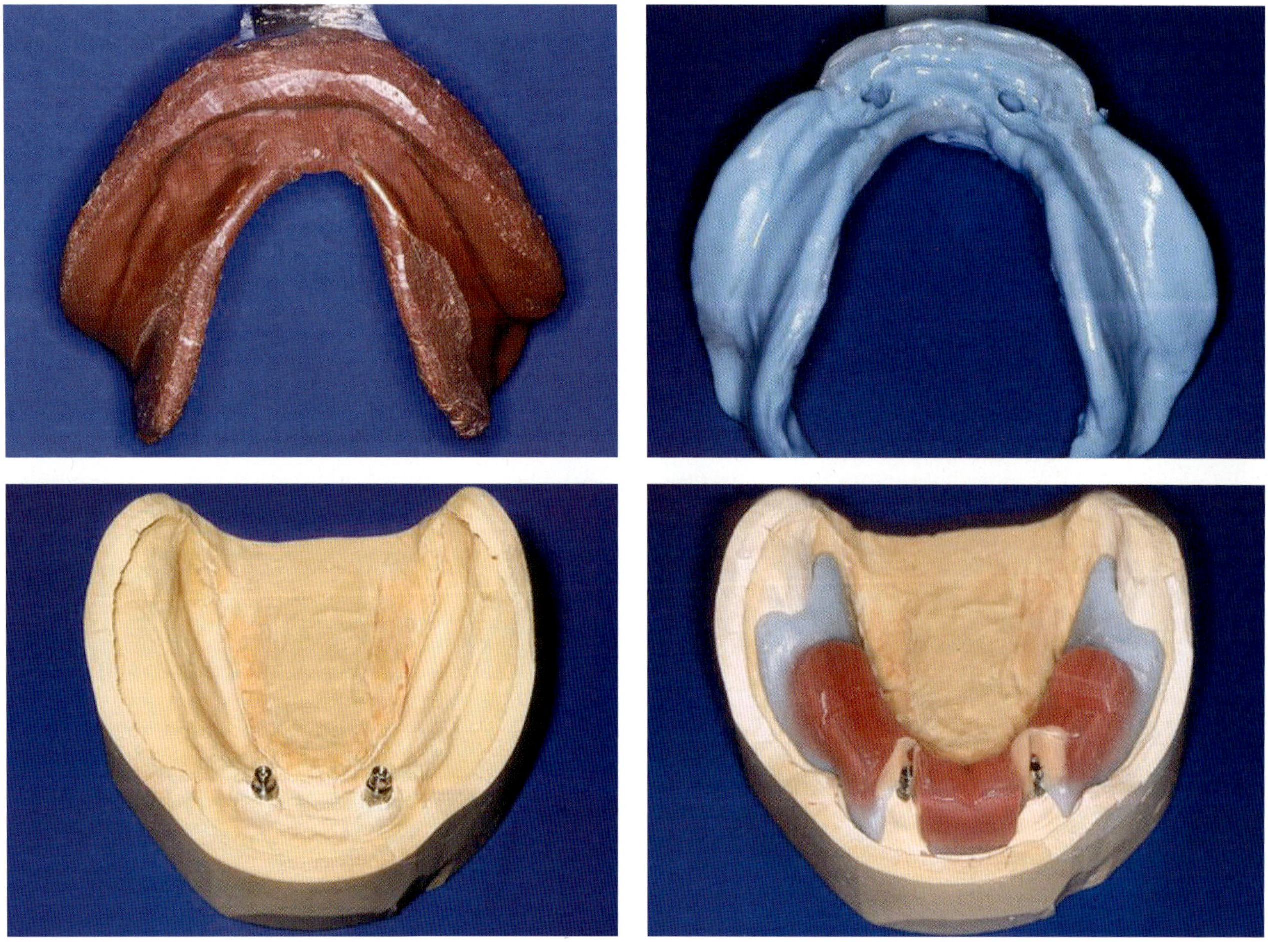

그림 5-31. 총의치의 인상과 임플란트의 인상을 동시에 채득한다.

Master cast를 제작한 후 통법에 따라 wax rim을 형성하고 jaw relation을 시행한 후 bar를 배열한다. Bar의 배열은 의치상 내의 위치와 수평·수직적 관계를 고려하여 결정하고 도치배열과 구강 내 try-in을 시행하여 확인한다. 이때 bar의 적합도를 확인해야 하는데 나사를 조일 때 다른 부분에서 움직임이 있거나 나사의 저항감이 느껴지면 임플란트에 preload가 가해질 수 있으니 반드시 passive한 fitting을 얻을 수 있도록 확인해야 한다. 의치의 온성과정에서 attachment의 female part를 부착하고 완성시킨다(그림 5-32~5-35).

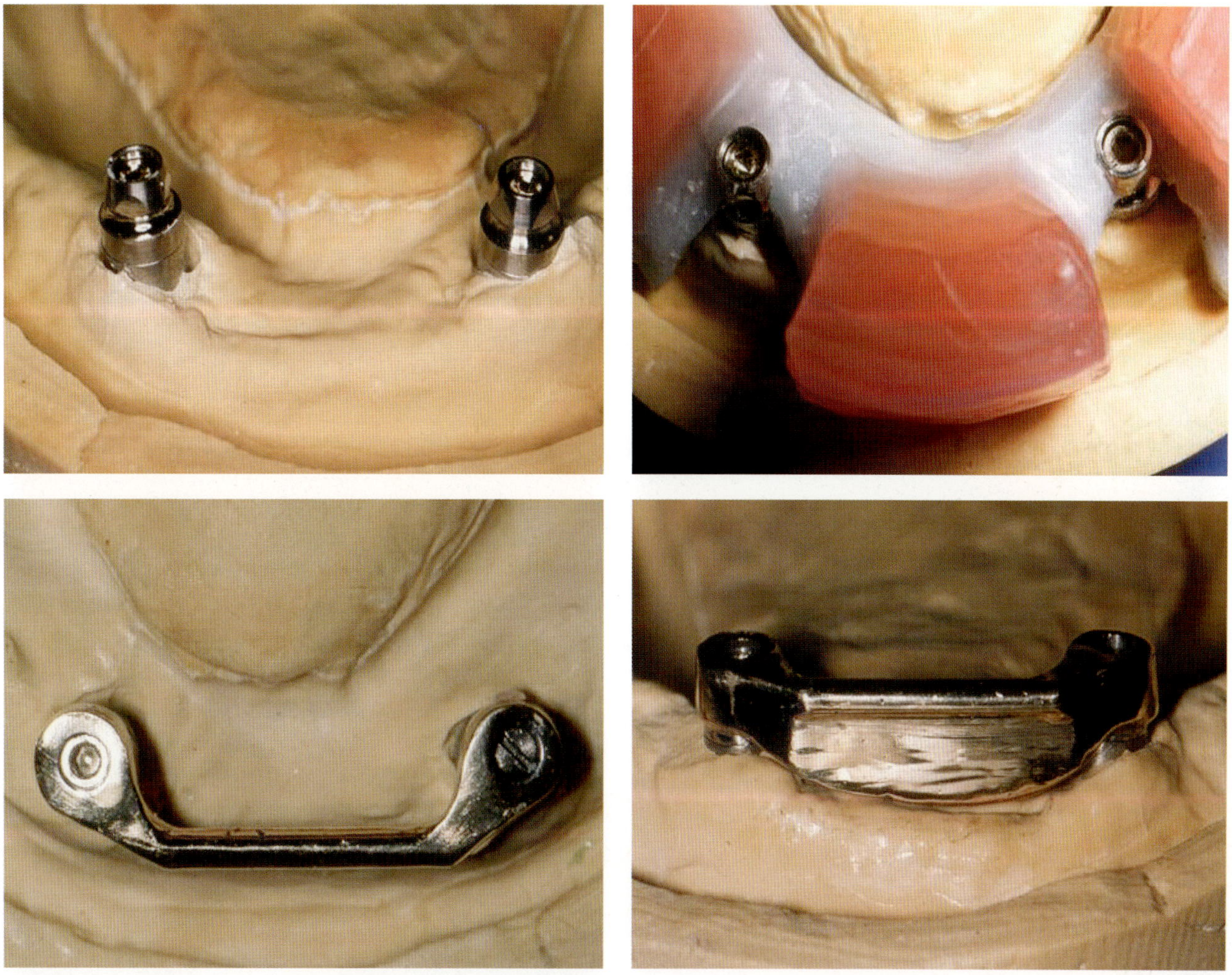

그림 5-32. 악궁에서 임플란트의 위치를 확인하여 bar의 위치와 수평·수직관계를 결정한다.

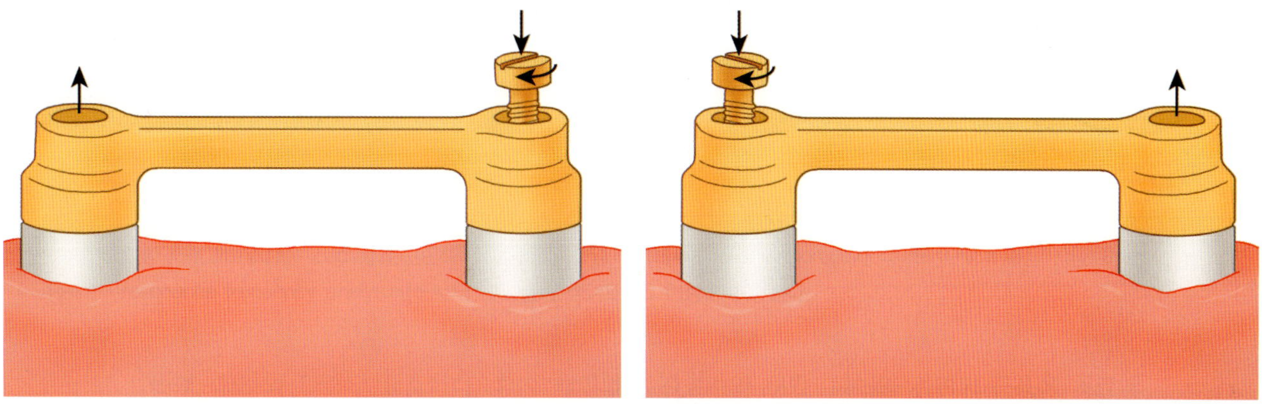

그림 5-33. Bar의 적합도 확인.

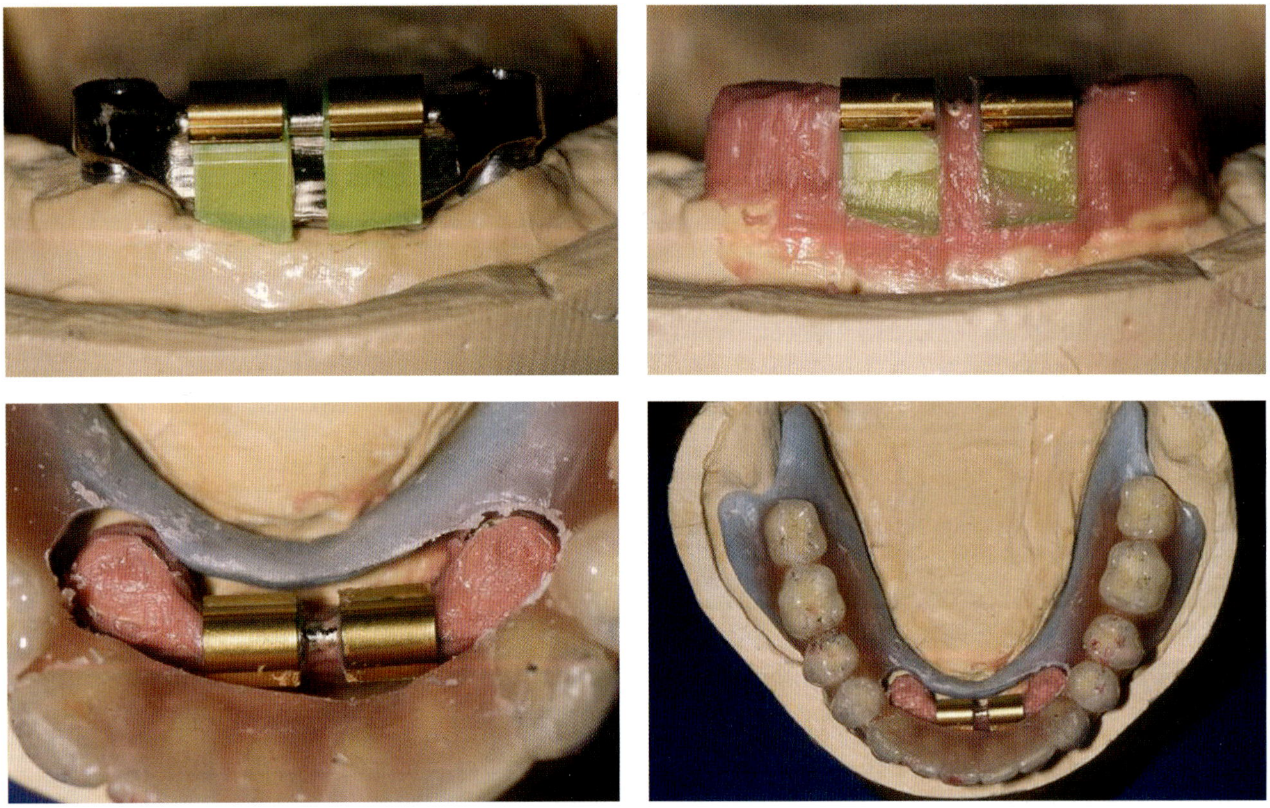

그림 5-34. Bar와 clip(hader bar)을 부착하기 위한 공간을 부여하여 도치배열한다.

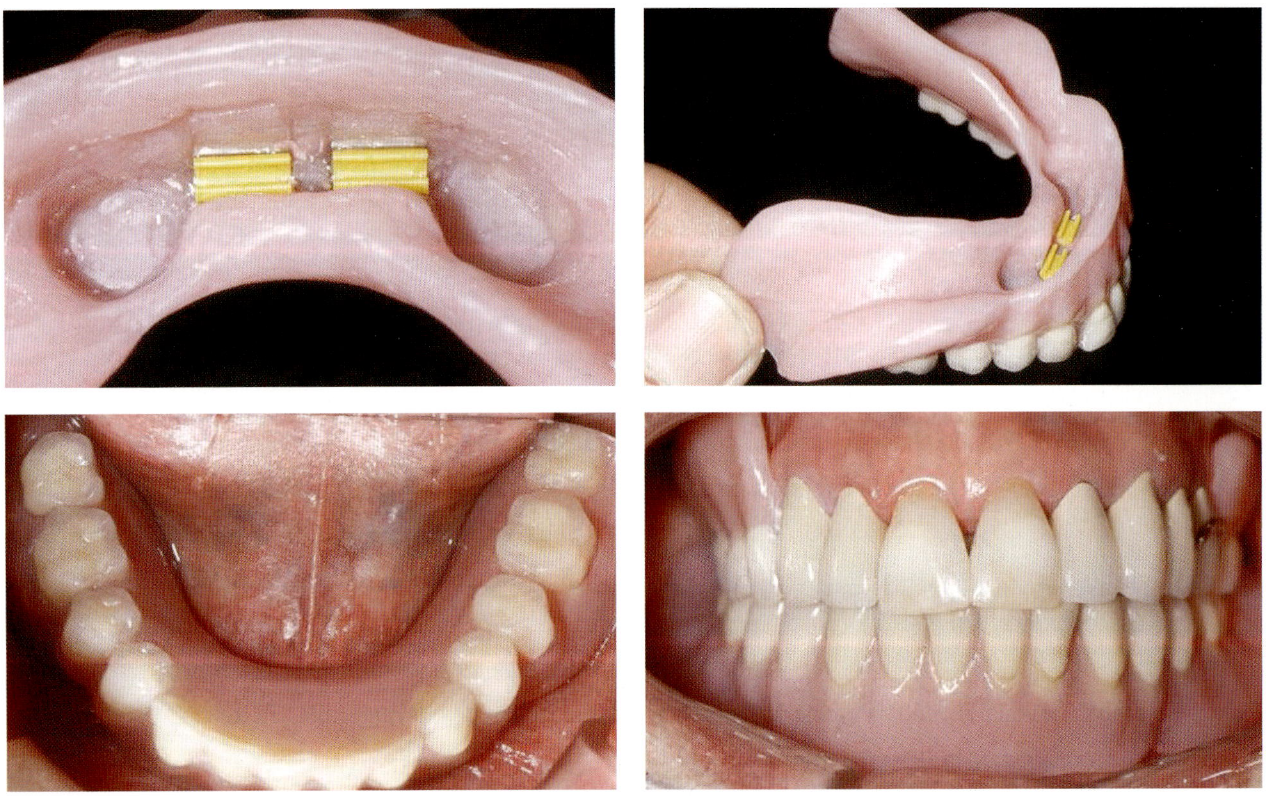

그림 5-35. Hader bar clip이 부착되어 완성된 overdenture.

참고문헌

1. Preiskel HW: Precision attachments in Prosthodontics, Vol 2. Quintessence Publishing Co. Ltd., 1985.
2. Preiskel HW: Overdenture made easy. Quintessence Publishing Co. Ltd., 1996.
3. Kim HY, Lee JY, Bryant R, Shin SW: Attachment systems for Mandibular Implant Supported overdentures: a Systematic Review. J Adv Prosthodontics 2012;4:209-213.
4. Lee DJ: Performance of attachments used in implant-supported overdentures: review of trends in the literature. J Periodontal Implant Sci 2013;43:12-17.
5. Stoumpis C, Kohal RJ: To splint or not to splint oral implants in the implant-supported overdenture therapy? A systematic literature review. J Oral Rehabil 2011;38:857-869.
6. Goto T, Nagao K, Ishida Y, Tomotake Y, Ichikawa T: Influence of matrix attachment installation load on movement and resultant forces in implant overdentures. J Prosthodont 2015;24:156-163.
7. Nissan J, Oz-Ari B, Gross O, Ghelfan O, Chaushu G: Long-term prosthetic aftercare of direct vs. indirect attachment incorporation techniques to mandibular implant-supported overdenture. Clin Oral Implants Res 2011;22:627-630.

06

Ball Attachment를 이용한 하악 Implant Overdenture의 증례

이 장에서는 치료계획뿐만 아니라 하악 implant overdenture의 초기인상부터 수술과정 및 의치 장착까지의 과정을 한 눈에 살펴볼 수 있도록 그 전반적인 치료방법을 서술해보고자 한다.

61세 남자 환자로 기존의 의치가 유지력이 불량하다는 것을 주소로 내원하였다. 환자의 병력조사에서 당뇨가 확인되었고, 현재는 약물 복용으로 조절되고 있었다. 임상 및 방사선 검사상 상·하악 무치악 상태로, 상·하악 모두 총의치를 사용 중이었다. 특히 하악의 경우 치조골이 어느 정도 위축된 상태를 보여주었다(그림 6-1, 6-2).

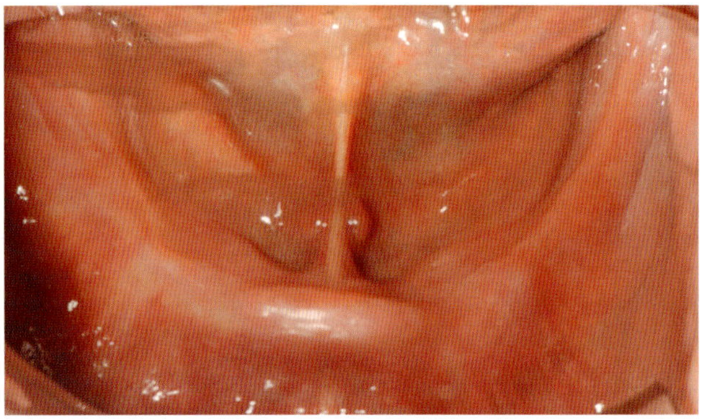

그림 6-1. 치조골이 흡수가 진행된 하악 무치악 증례.

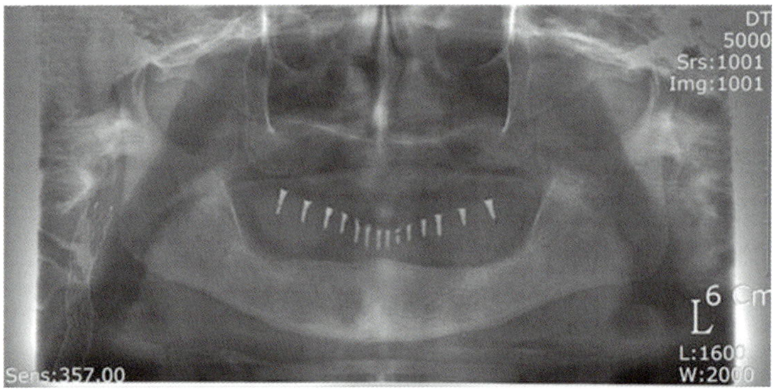

그림 6-2. Stent를 이용한 panorama.

환자의 선호도와 비용을 고려하여 상악의 총의치와 하악에 2개의 임플란트를 이용한 overdenture를 계획하였다. 상·하악 총의치의 재제작을 위해 첫 내원 당일 기존의치를 알지네이트를 이용하여 복제하고 초기 인상을 시행하였다. 총의치 제작에 있어 초기 인상이 가장 중요하므로, 먼저 modeling compound로 일차 기능인상을 채득한 후 알지네이트 wash를 시행하였다(그림 6-3A, B).

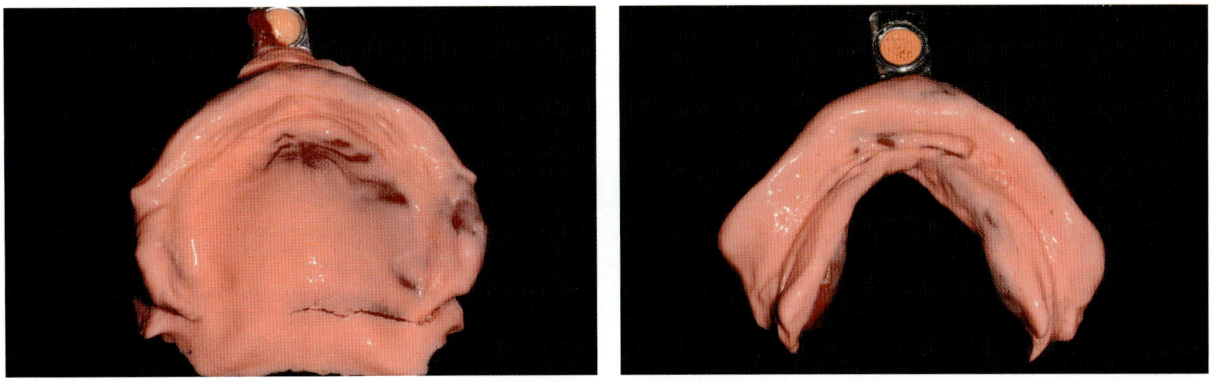
A B

그림 6-3. 알지네이트를 이용한 상·하악 예비인상.

상·하악 작업모형으로 개인트레이를 만든 후, 이를 사용하여 실리콘 인상재로 최종인상을 채득하였다. 기록상 및 교합제를 제작하고 수직, 수평 악간채득(jaw relation)을 시행하였다. 구순지지를 확인하고 비익-이주선, 동공간선을 이용하여 교합평면을 결정하였다. 이후 적절한 교합수직고경을 얻은 후, CR 상태로 상·하악간 기록을 채득하였다. 교합기에 채득한 기록재를 위치하고 인공치아를 사용하여 도치배열을 행하였다. Wax-denture를 환자에게 시적(try-in)한 후 수직관계 및 중심위 관계를 확인하였다. 열중합형 레진을 사용하여 의치를 제작한 후 lab remounting하여 최종적으로 교합을 조절하여, 환자에게 최종 의치를 시적한 후 교합조정 및 의치 조정을 시행하였다. 의치 장착 후 1주일 뒤에 환자를 내원하도록 하여 sore spot 부위를 조정해주었다(그림 6-4A, B).

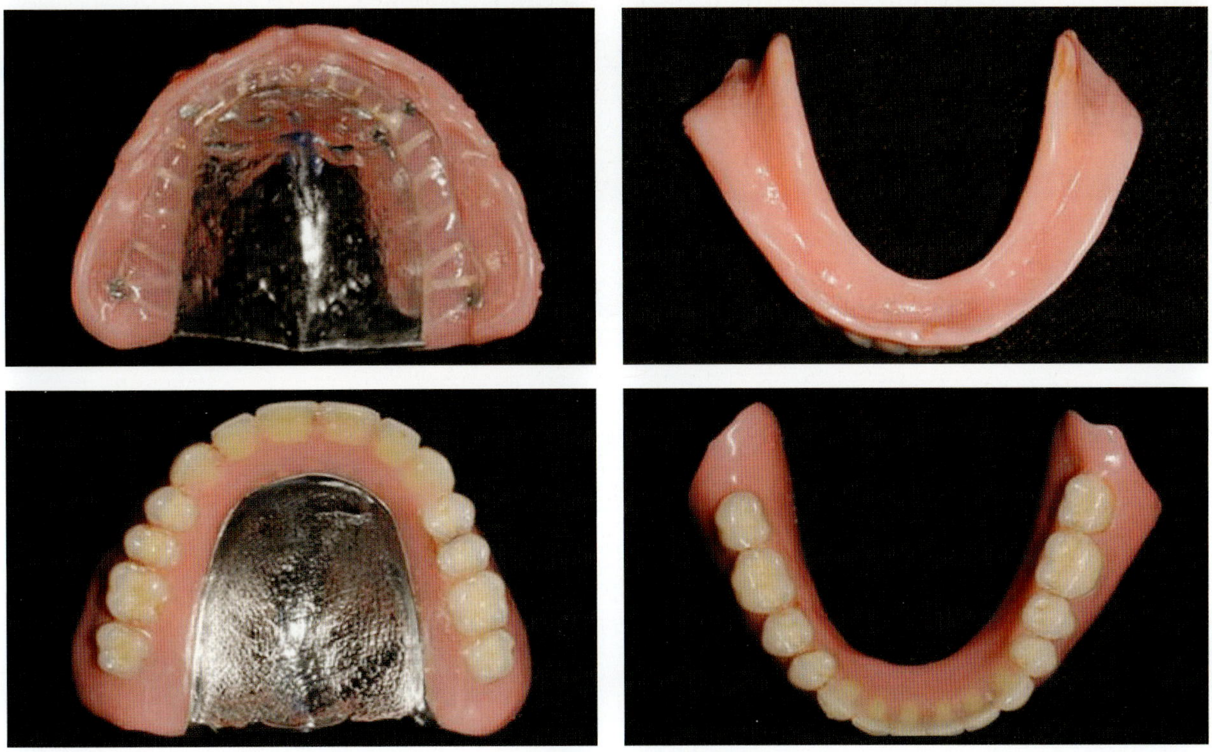
A B

그림 6-4. 완성된 상·하악 총의치.

3개월 뒤, 하악에 2개의 임플란트 식립을 위해 다시 본원에 내원하였다. 기존 의치를 복제하여 제작된 surgical stent를 사용하여 임플란트 식립 위치를 무치악 부위에 표시하였다(그림 6-5A, B). 2개의 임플란트를 평행으로 식립하기 위해 parallel block을 사용하였다. 임플란트 식립 중앙부에 parallel block을 위치하기 위해 guide pin을 식립한 후 parallel block을 위치하였다(그림 6-6A, B).

A 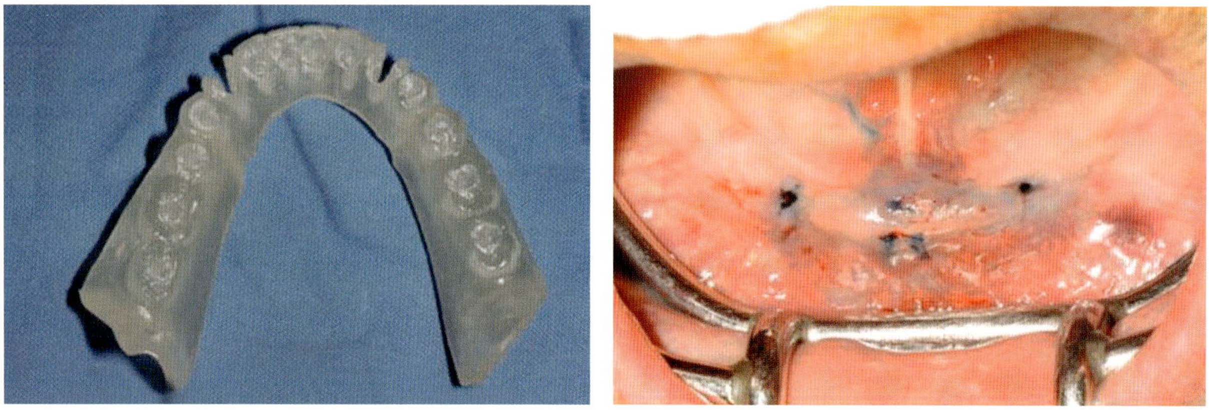 B

그림 6-5. Denture copy surgical stent.

A 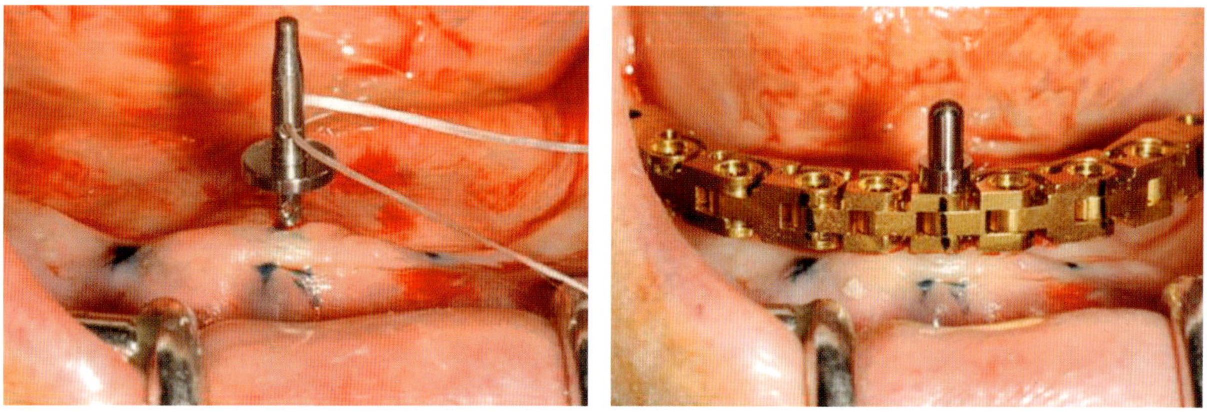 B

그림 6-6. 임플란트의 평행한 식립을 위한 보조장치인 parallel block.

먼저 표시한 임플란트 식립 위치에 drilling한 후 임플란트를 식립하였다(그림 6-7A, B). 식립한 임플란트의 Ostell Mentor®를 이용하여 stability(ISQ)를 측정하였다(그림 6-8). 각각 79, 75로 높은 초기 고정력을 보였다. Healing cap을 위치한 후 식립된 임플란트 상태를 확인하기 위해 파노라마를 촬영한 결과, 임플란트가 평행하게 식립된 것을 확인할 수 있었다(그림 6-9).

A B

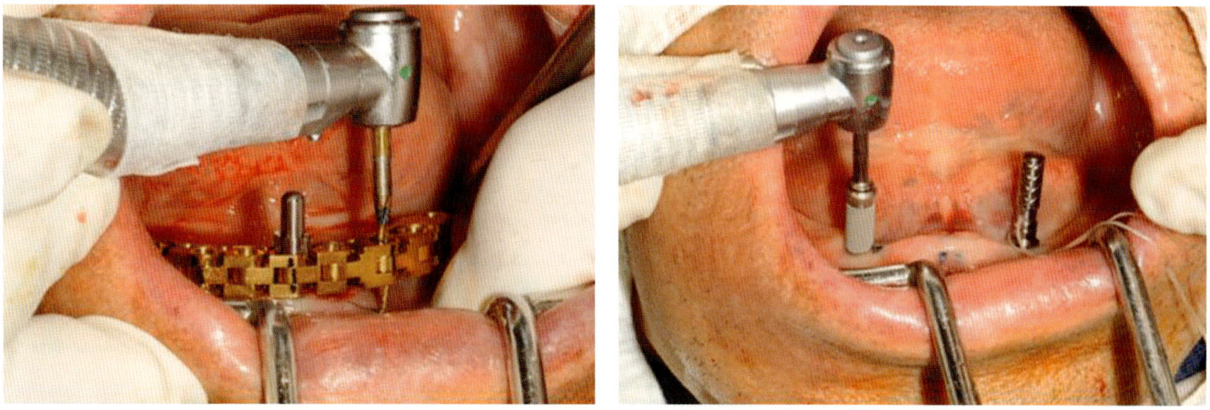

그림 6-7. 임플란트 식립 과정.

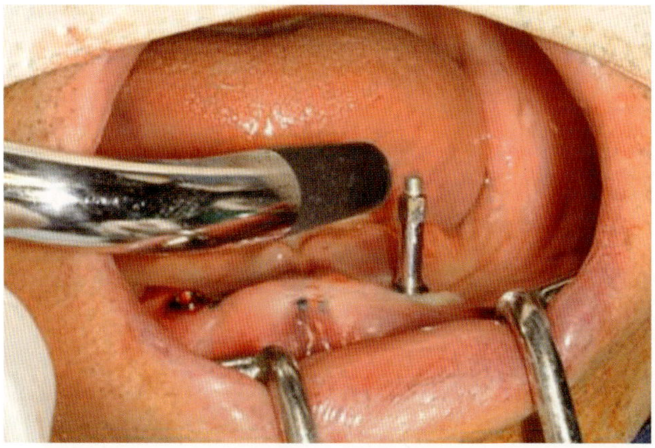

그림 6-8. ISQ 측정.

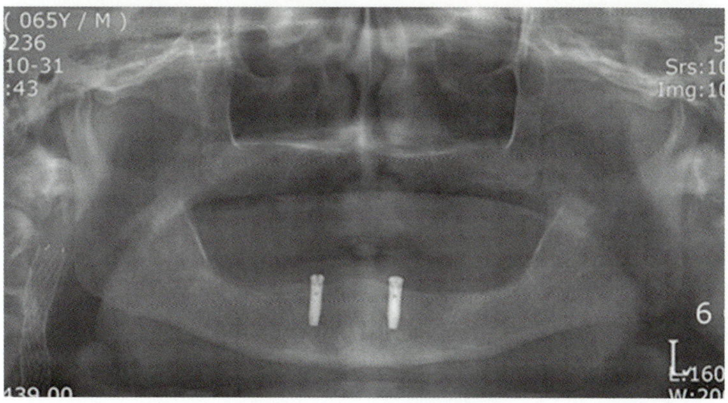

그림 6-9. 식립 후 panorama.

1주일 뒤 환자가 의치를 사용할 수 있도록 의치 내면을 조정하였다. 2개월 뒤 임플란트에 볼 어태치먼트를 연결하고 그 위에 pick-up impression coping을 채결하였다(그림 6-10A, B).

A 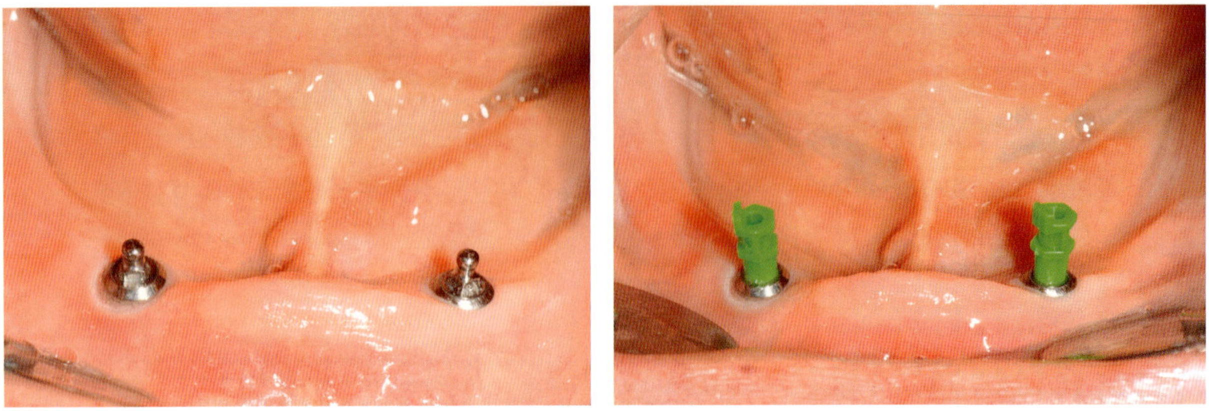 B

그림 6-10. A, Ball abutment 연결된 상태. B, Impression coping.

그 뒤 실리콘 인상재를 사용하여 미리 볼 어태치먼트가 위치될 부위에 hole을 뚫어둔 기존의치를 통해 pick-up 인상채득을 시행하였다(그림 6-11A, B). 채득한 인상체를 사용하여 작업모형을 제작하고 의치에 female을 연결하도록 하였다. 제작된 최종의치를 환자에게 시적하고 불편한 부위를 조정하였다(그림 6-12A, B).

A 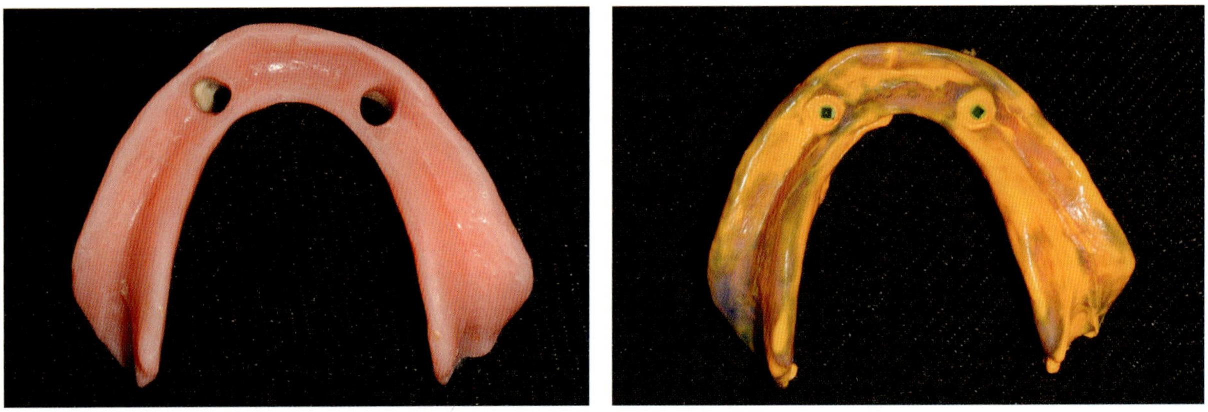 B

그림 6-11. A, 의치에 형성한 holes. B, Pick-up impression.

A 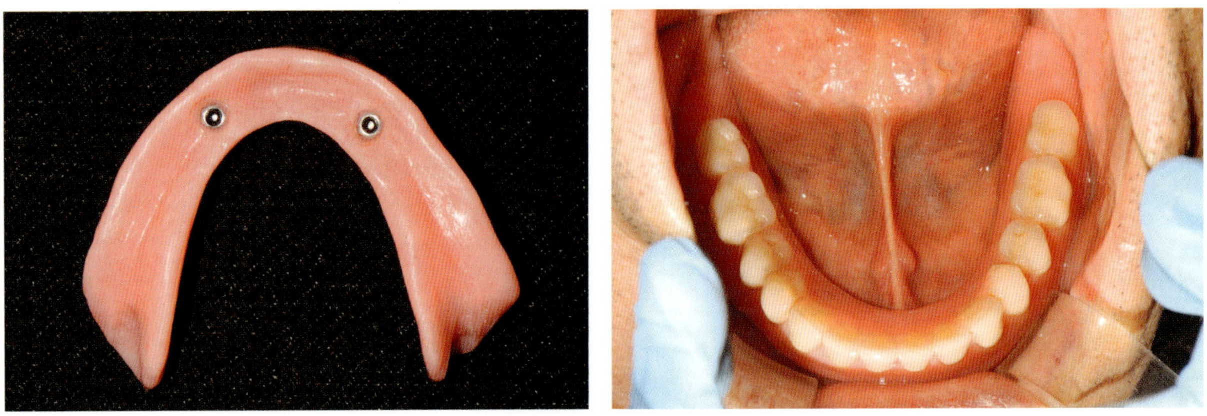 B

그림 6-12. A, 완성된 의치의 내면. B, 구강 내 장착된 모습.

2개의 임플란트를 사용한 overdenture는 고정성 보철물에 비해 보철물의 기능을 부담하는 지지(support) 능력이 조직(tissue)에 좀 더 의존한다. 따라서 implant overdenture는 의치의 지지조직과 잘 적합되는 의치상 조직면을 가져야 하며, 적절한 길이의 flange를 가져야 한다. 즉, 기존 총의치와의 차이는 임플란트 attatchment를 수용하여 부가적인 장점을 얻는 것 외에는 없다. 따라서 2개의 임플란트를 이용한 overdenture의 경우 무엇보다도 인상 채득 단계와 각 어태치먼트의 제작단계에 주의를 기울여야 한다.

Implant overdenture에서 또한 고려되어야 할 점은 임플란트 각각의 식립 방향이다. 식립되는 임플란트는 서로 평행해야 한다. 만약 식립된 임플란트가 서로 평행하지 않는다면 각각의 어태치먼트 및 임플란트에 가해지는 부하가 달라지므로, 임플란트 성공률, 보철적 합병증, 환자만족도에 있어 부정적인 영향(임플란트 실패, 유지장치의 잦은 마모와 변형 등과 이에 따른 환자의 의치 및 의사에 대한 신뢰도 감소)을 미치게 한다. Walton은 2001년 논문에서 설측으로 6°, 순측으로 6.5° 이상 기울어진 임플란트는 repair 수가 유의하게 증가됨을 보고하였다. 따라서 본 증례에서는 수술 시 parallel block을 사용하여 가능한 한 식립된 두 임플란트가 평행이 되도록 노력하였다. 이외에도 수술 전에 cephalometric view, CT scan, 진단모형, surgical stent를 통한 조심스런 수술 계획이 필요할 것이다. 정중선에서 같은 높이, 같은 각도, 같은 거리에 위치한 두 개의 임플란트는 장기적으로 implant overdenture의 유지에 있어 좋은 결과를 보여줄 것이다.

하악에 2개의 임플란트를 이용한 overdenture는 임상적 성공률, 환자의 만족도, 비용이나 수술에 대해 환자가 갖는 부담의 감소 등 많은 장점을 지니고 있다. 인구의 고령화에 따른 수요도 아울러 크게 증가하게 되리라 예상할 수 있어 앞으로 많은 임상가들이 선호하는 무치악 환자에 대한 최선의 치료방법 중의 하나가 될 수 있을 것이다.

참고문헌

1. van Waas MA: The influence of clinical variables on patients' satisfaction with complete dentures. J Prosthet Dent 1990;63:307-310.
2. Awad MA, Feine JS: Measuring patient satisfaction with mandibular prostheses. Community Dent Oral Epidemiol 1998;26:400-405.
3. Carlsson GE: Clinical morbidity and sequelae of treatment with complete dentures. J Prosthet Dent 1998;79:17-23.
4. Feine JS, Carlsson GE, Awad MA, et al.: The McGill consensus statement on overdentures. Mandibular two-implant overdentures as first choice standard of care for edentulous patients. Montreal, Quebec, May 24-25, 2002. Int J Oral Maxillofac Implants 2002;17:601-602.
5. The York consensus statement on implant-supported overdentures. Eur J Prosthodont Restor Dent 2009;17:164-165.
6. Tokuhisa M, Matsushita Y, Koyano K: In vitro study of a mandibular implant overdenture

retained with ball, magnet, or bar attachments: comparison of load transfer and denture stability. Int J Prosthodont 2003;16:128–134.

7. MacEntee MI, Walton JN, Glick N: A clinical trial of patient satisfaction and prosthodontic needs with ball and bar attachments for implant–retained complete overdentures: three–year results. J Prosthet Dent 2005;93:28–37.
8. Timmerman R, Stoker GT, Wismeijer D, Oosterveld P, Vermeeren JI, van Waas MA: An eight–year follow–up to a randomized clinical trial of participant satisfaction with three types of mandibular implant–retained overdentures. J Dent Res 2004;83:630–633.
9. Naert I, Alsaadi G, Quirynen M: Prosthetic aspects and patient satisfaction with two–implant–retained mandibular overdentures: a 10–year randomized clinical study. Int J Prosthodont 2004;17:401–410.
10. Cune M, Burgers M, van Kampen F, de Putter C, van der Bilt A: Mandibular overdentures retained by two implants: 10–year results from a crossover clinical trial comparing ball–socket and bar–clip attachments. Int J Prosthodont 2010;23:310–317.
11. Walton JN, Huizinga SC, Peck CC: Implant angulation: a measurement technique, implant overdenture maintenance, and the influence of surgical experience. Int J Prosthodont 2001;14:523–530.

07

Implant Overdenture의 Immediate Loading

1 Immediate loading이란?

골유착을 위하여 3~6개월 기다렸다가 임시보철물을 장착하여 점진적인 하중을 가한 후 영구 보철물을 장착하는 개념의 임플란트 식립을 delay loading protocol이라 한다. 반면 임플란트 식립과 동시에 또는 가능한 단시일에 하중을 가하는 것을 immediate 또는 early loading protocol이라 한다.

과거에는 임플란트 식립 후 3~6개월을 임플란트에 교합력이 작용되지 않게 하는 것이 임플란트와 골 사이에 연조직의 개입 없이 골과 융합하는 가장 중요한 요소라고 여겨졌다. 하지만 최근 많은 임상가들에 의해서 임플란트 치료의 전체적인 치료 시간을 줄이기 위해 식립 직후 즉시기능을 할 수 있게 하는 새로운 임상방법을 적용하여 성공한 결과가 많은 보고되고 있다. 이것은 임플란트 디자인 및 표면처리의 향상, 보철 component의 발전, 환자의 요구 등에 의해 가능하게 되었다.

1) Loading protocol에 관한 정의의 변천사

치과 임플란트의 Loading protocols에 대한 정의는 시간이 지남에 따라 많은 변화를 겪어왔다. 먼저, 2002년 스페인 Barcelona에서 개최된 Consensus meeting에서 Aparicio 등은 다음과 같이 loading 시기를 정의하였다(표 7-1).

표 7-1. Loading protocol의 정의: Apariio(2002)

Immediate	임플란트 식립 당일에 loading을 가하는 경우
Early loading	Conventional loading 기간보다 일찍 loading을 가하는 경우
Conventional loading	임플란트 식립 3~6개월 후에 loading을 가하는 경우
Delay loading	Conventional loading 기간보다 더 늦게 loading을 가하는 경우

반면, 2003년 스위스 Gastaad에서 개최된 제3차 ITI Consensus meeting 및 이를 개정한 2004년 Cochran 등에 의한 report에서는 loading 시기를 다음과 같이 정의하였다(표 7-2).

표 7-2. Loading protocol의 정의: ITI Consensus meeting(2003)과 Cochran 등(2004)

Immediate loading	임플란트 식립 후 48시간 내 loading을 가하는 경우
Early loading	임플란트 식립후 48시간~2개월 내에 loading을 가하는 경우
Conventional loading	임플란트 식립 3~6개월 후에 loading을 가하는 경우
Delay loading	Conventional loading 기간보다 더 늦게 loading을 가하는 경우
Immediate restoration	임플란트 식립 후 48시간 내 수복물을 제작하나 loading을 가하지 않는 경우

2006년 스위스 Zurich에서 개최된 European Association for Osseointegration(EAO)에서는 immediate loading을 임플란트 식립 후 72시간 내 loading을 가하는 경우로, 2003년 ITI consensus와 차이를 두고 정의하고 있다.

이러한 loading 시기에 대한 정의는 2009년 Hans-Peter Weber report에 의한 Consensus에서 다시 정리하게 되는데, 이에 따르면 치과 임플란트의 loading 시기에 대한 정의는 다음과 같다(표 7-3). 그들은 delay loading이라는 것은 더는 필요하지 않으며, 하악은 고정성, 가철성 보철물이고, 상악은 고정성 보철물인 경우 6~8주 사이에 loading을 가하는 것을 추천하고 있다. 또한 conventional loading은 ridge augmentation, sinus floor elevation, 이갈이 등의 비기능성 습관이 있는 경우, 상악의 overdenture 등 특수한 상태일 경우에만 추천하고 있다.

표 7-3. Loading protocol의 정의: Weber 등(2009)

Immediate loading	임플란트 식립 후 1주 내에 loading을 가하는 경우
Early loading	임플란트 식립 후 1주~2개월 내에 loading을 가하는 경우
Conventional loading	임플란트 식립 후 2개월 후에 loading을 가하는 경우

2) Immediate loading의 장점

발치와 동시에 또는 가능한 단시일에 임플란트를 식립하여 기존의 임플란트 방법과 동일한 성공률을 확보할 수 있다면, 치료기간의 단축으로 환자들의 심리적, 육체적 고통을 줄일 수 있고, 자연치아가 있던 위치에 임플란트를 식립할 수 있으며, 치조골의 기능적 골재형성을 유도함으로써 치조골의 소실을 감소시킬 수 있다. 또한 연조직 치유 유도를 촉진하고 2차 수술이 필요 없다는 장점이 있다.

즉, immediate 및 early loading이 가지는 장점은 아래와 같다.

① 전체 치료기간의 단축

② 보철물의 maintenance와 reline을 위한 postsurgical visit를 감소

③ 치유 중인 조직에 의치의 자극의 방지와 그로 인해 환자에게 편안감을 제공

④ 저작능력의 향상 부여

⑤ 치조골 소실 감소

⑥ 2차 수술이 필요없음

3) Immediate loading 시 임플란트의 생존율(survival rate)

임플란트의 loading protocols에 대해서는 많은 연구가 있다. 이에 대한 많은 논란이 있지만 현재로는 immediate loading 시 임플란트의 생존율은 conventional loading 시 생존율에 버금

갈 정도라고 알려져 있다(그림 7-1).

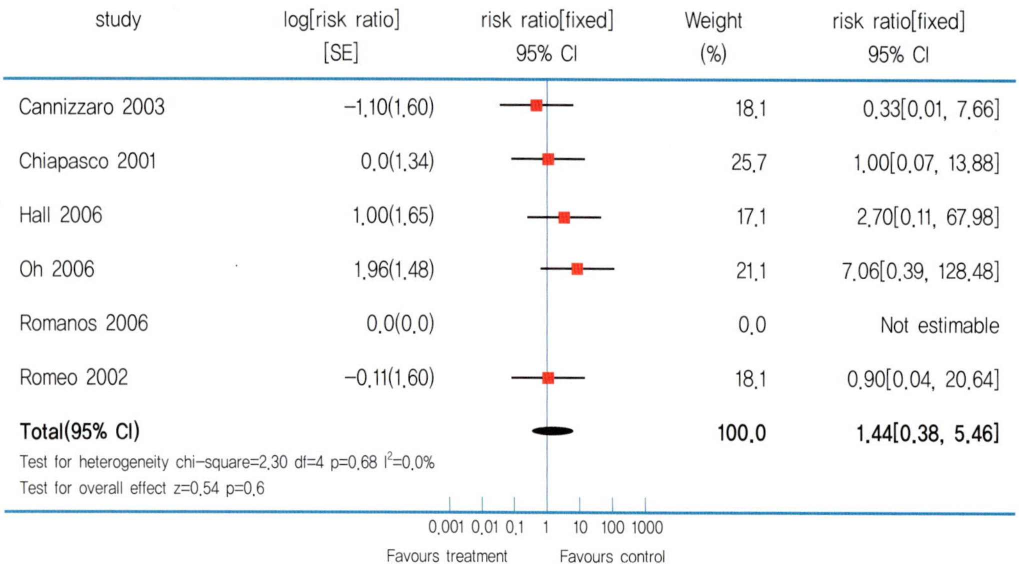

그림 7-1. Meta analysis of comparison immediate versus conventional loading, outcome patients with implant failures[Esposito 등(2007)].

대표적으로 Esposito 등은 2007년 임플란트 지지 보철물의 loading time에 대한 임상 결과를 보고한 11개의 Randomized Clinical Trial(RCT), 790개의 임플란트 통해 immediate, early 및 conventionally loaded groups을 비교하였는데, 실패율 및 변연골 소실 정도가 group 간 통계적으로 유의한 차이는 없었다고 보고하고 있다.

하지만 모든 보철물에 대한 loading protocol의 연구가 과학적으로나 임상적으로 골고루 이루어진 것은 아니다. Galluci 등은 2009년 review에서 각 보철물에 대한 validation을 다음과 같이 분류하고 있다(표 7-4).

표 7-4. 보철물에 따른 validation[Galluci 등(2009)]

	Removable		Fixed	
	Mx	Mn	Mx	Mn
Conventional loading	○	○○	○○	○
Early loading	△	○	△	△
Immediate loading	×	○	○	○

○○: 과학적으로나 임상적으로 입증된 경우, ○: 임상적으로 잘 알려진 경우, △: 임상적으로 알려진 경우, ×: 과학적으로나 임상적으로 알려지지 않은 경우.

4) Immediate laoding 시 고려해야 할 요소

Immediate loading을 시행하려고 하는 경우 크게 네 가지 요소를 반드시 고려해야 한다(그림 7-2).

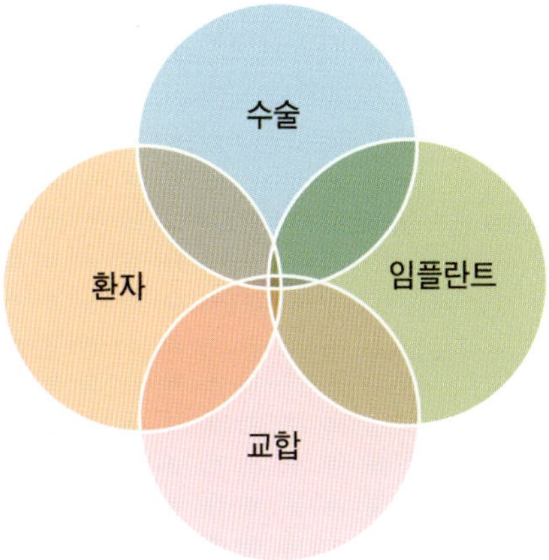

그림 7-2. Immediate loading 시 고려해야 할 4가지 요소.

첫째, 수술과 관련된 요소이다. 초기 고정은 골유착을 얻기 위한 필수조건이며 가장 중요한 요인이다. Henry and Liddelow는 immediate loading과 관련하여 초기 고정을 얻기 위해서는 insertion torque가 적어도 32Ncm 이상이어야 하며, resonance frequency analysis(RFA)의 ISQ값이 적어도 60 이상이어야 한다고 주장하였다(그림 7-3).

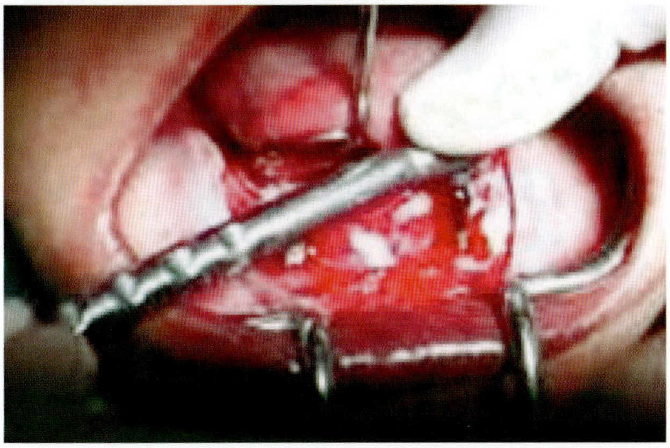

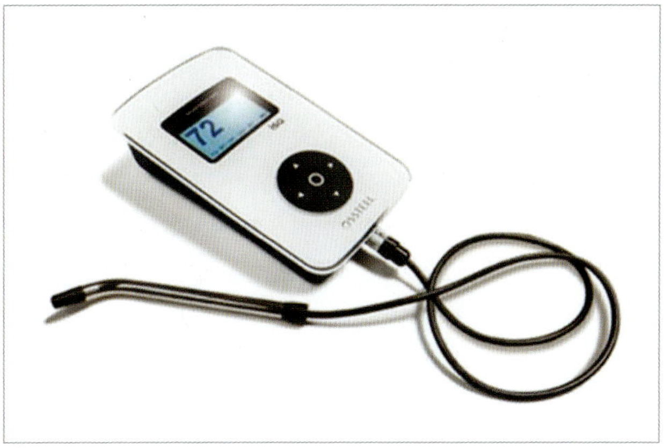

그림 7-3. Immediate loading과 관련하여 초기 고정을 얻기 위해서는 insertion torque가 적어도 32Ncm 이상이어야 하며, resonance frequency analysis(RFA)의 ISQ 값이 적어도 60 이상이어야 한다.

둘째, 환자와 관련된 요소이다. 환자 개인의 유전인자와 성별, 나이와 관련된 근육은 치료계획을 세울 때 주의 깊게 고려해야 한다. 또한 임상적으로 환자의 골밀도는 즉시 부하 임플란트의 성공을 예측하는 중요한 요소이다. 치밀하고 밀도가 높은 골에 식립된 임플란트는 초기 고정을 확실하게 얻을 수 있어 즉시 부하를 견딜 수 있다(그림 7-4)

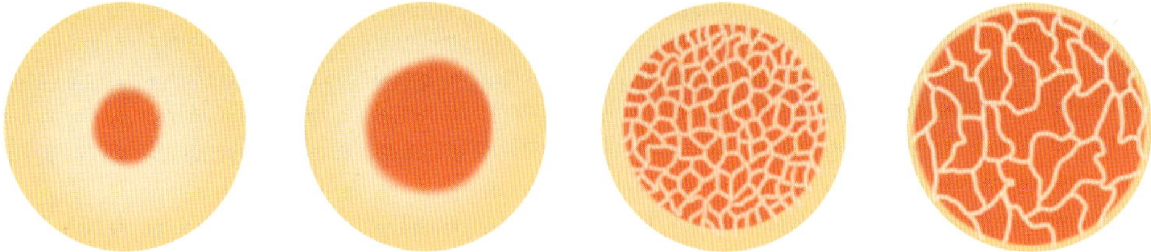

그림 7-4. 치밀하고 밀도가 높은 골에 식립된 임플란트는 초기 고정을 확실하게 얻을 수 있어 즉시 부하를 견딜 수 있다.

반면, 환자의 골다공증, 골감소증, 당뇨 및 부갑상선기능항진증 등과 같이 골 대사에 영향을 줄 수 있는 대사 질환은 임플란트 주위의 창상 치유에 크게 영향을 미칠 수 있다. 이와 더불어 흡연자 및 방사선 치료를 받고 있는 환자는 전통적인 2회 수술법에 의해서 치료하는 것이 좋을 것이다.

셋째, 임플란트와 관련된 요소이다. 즉시 부하 임플란트 시술을 위해서 기계적인 유지력을 가진 나사형 임플란트를 사용하는 것이 좋다. 일반적으로 나사형 임플란트는 높은 기계적인 유지력과 압력을 전달하는 능력을 가지며, 임플란트의 미세한 동요를 막아주는 능력이 탁월함과 동시에 초기 고정을 높여주며, 임플란트의 나사선은 표면적을 증가시킨다. 더 나아가 임플란트의 표면적을 증가시키기 위해 표면처리를 할 수 있다(그림 7-5).

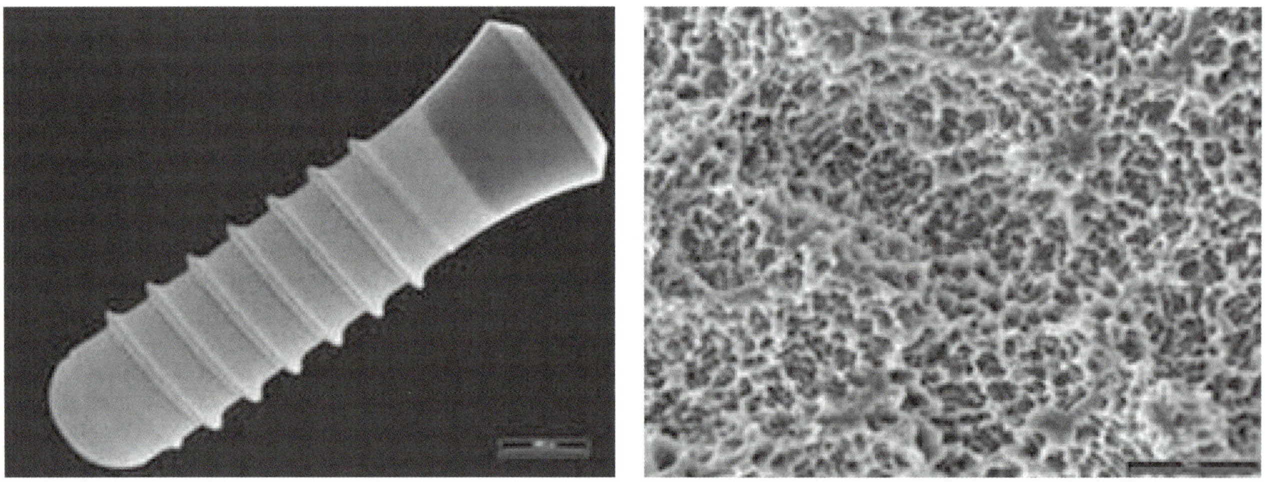

그림 7-5. 대표적 나사형 임플란트인 Straumann의 Standard Implant 및 SLA surface의 SEM 사진.

마지막으로, 교합과 관련된 요소이다. 즉시 부하 임플란트의 성공을 얻기 위해서는 교합력을 조절하는 것이 중요하다. 특히 임플란트에 가해지는 수평적인 힘이나 사선 방향의 힘은 수직적인 힘보다 더 유해하다. 그러므로 이갈이나 교합력에 의한 부하가 아주 큰 경우에는 즉시 부하 임플란트의 비적응증으로 생각해 볼 수 있다. Wiam El Ghoul 등은 immediate loading을 위해서는 보철물의 교합을 다음과 같은 기본 법칙에 따라 부여해야 된다고 주장하였다.

① Interim prosthese는 자연치에 비해 교합면의 platform이 narrow할 것

② 임플란트 fixture 지름 내부에 교합이 되게 할 것

③ Interim prosthese는 측방력을 최소화되도록 평평한 교두를 부여할 것

④ Cantilever extension은 부여하지 않을 것

⑤ 환자가 초기 치유기간(약 4주) 동안 딱딱한 음식을 저작하지 않도록 교육할 것

⑥ 임플란트에 overloading이 가해지지 않도록 할 것

2 Implant overdenture에서의 immediate loading은?

하악 implant overdenture에서의 immediate loading의 성공률은 비교적 많은 연구가 있다. 2009년 Galluci 등의 연구에 따르면, conventional loading의 경우 비교적 장기간에 걸친 좋은 성공률을 보이고 있으나, early loading과 immediate loading의 경우 임플란트의 보철물의 성공률에 대한 장기간의 임상연구 결과가 부족하다고 보고하고 있었다. 그러나 2014년 Schimmel 등의 systematic review에서는 early loading 또한 좋은 임상결과를 보인다고 보고하고 있다. 또한 Schimmel 등은 immediate loading을 선택하는 데 조심해야 할 경우를 하나의 임플란트로만 지지되는 하악의 overdenture와 상악의 implant overdenture, 특히 4개 이하의 임플란트로 지지되는 경우로 주장하고 있다. 그러므로 두 개의 임플란트로 지지되는 하악의 implant overdenture의 immediate loading은 비교적 안전한 선택일 수 있으나, 상악의 경우는 아직 충분한 안전성을 확보하지는 못하고 있다고 할 수 있다.

또한 미니 임플란트로 지지되는 implant overdenture의 경우는 불가피하게 immediate loading을 해야 한다. 이 경우 식립 토크가 35N 이상 되지 않거나, 동요도 검사가 좋지 않을 경우 denture soft liner를 이용한 progressive loading을 선택하는 것도 임플란트의 성공률을 높이는 안전한 방법이 될 수 있을 것이다.

3 결론

최근 임플란트가 보편화되면서 치료시기의 단축과 즉시 기능에 대한 환자들의 바람은 치료 계획에 있어서 간과할 수 없는 부분이 되었다. 임플란트 디자인 및 표면처리 등의 발전은 immediate loading protocol이 가능하도록 하였으며, 이러한 loading protocol은 CT 영상을 이용한 guided implant surgery의 개발이라는 치과계의 새로운 패러다임에 중요할 역할을 담당하고 있다. 하지만 이 protocol이 아직까지는 모든 보철영역에서 적용될 수 있는 것은 아니며, 반드시 치과 의

사와 환자 모두에게 만족하고 예견할 수 있는 치료 결과를 보장하는 것이 아님을 임상가들은 주지해야 할 것이다.

참고문헌

1. Chiapasco M, Gatti C: Implant retained mandibular overdnetures with immediate loading. A restrospective multicenter study on 226 consecutive cases. Clin Implant Dent Relat Res 2003;5:29-38.
2. Aparicio C, Rangert B, Sennerby L: Immediate/early loading of dental implants: a report from the Sociedad Espanola de Implantes World Congress consensus meeting in Barcelona, Spain, 2002. Clin Implant Dent Relat Res 2003;5:57-60.
3. Cochran DL, Morton D, Weber HP: Consensus statements and recommended clinical procedures regarding loading protocols for endosseous dental implants. Int J Oral Maxillofac Implants 2004;19(suppl):109-113.
4. Weber HP, Morton D, Gallucci GO, Roccuzzo M, Cordaro L, Grutter L: Consensus statements and recommended clinical procedures regarding loading protocols. Int J Oral Maxillofac Implants 2009;24(Suppl):180-183.
5. Attard NJ, Zarv GA. Immediate and early implant loading protocols: a literature review of clinical studies. J Prosthet Dent 2005;94:242-258.
6. Esposito M, Grusovin MG, Willings M, Coulthard P, Worthington HV: Interventions for replacing missing teeth: different times for loading dental implants. Cochrane Database of Systematic Reviews 2007:CD003878.
7. Gallucci GO, Morton D, Weber HP: Loading protocols for dental implants in edentulous patients. Int J Oral Maxillofac Implants 2009;24(Suppl):132-146.
8. Henry PJ, Liddelow GJ: Immediate loading of dental implants. Aust Dent J 2008;53(Suppl 1):S69-S81.
9. Ghoul WE, Chidiac JJ: Prosthetic requirements for immediate implant loading: a review. J Prosthodont 2012;21:141-154.
10. Gallucci GO, Morton D, Weber HP: Loading protocols for dental implants in edentulous patients. Int J Oral Maxillofac Implants 2009;24 Suppl:132-146.
11. Schimmel M, Srinivasan M, Herrmann FR, Muller F: Loading protocols for implant-supported overdentures in the edentulous jaw: a systematic review and meta-analysis. Int J Oral Maxillofac Implants 2014;29(Suppl):271-286.
12. Mundt T, Schwahn C, Stark T, Biffar R: Clinical response of edentulous people treated with mini dental implants in nine dental practices. Gerodontology 2015;32:179-187.
13. Aparicio C, Lang NP, Rangert B: Validity and clinical significance of biomechanical testing of implant/bone interface. Clin Oral Implants Res 2006;Suppl 2:2-7.

08

미니 임플란트를 이용한 Overdenture

임플란트의 기계적 물성 및 표면 처리 방법의 발달은 임시 수복용으로 사용되었던 지름이 작은 임플란트(3.5mm 이하)를 영구 수복용으로 사용가능하게 하였다. 이러한 지름이 작은 임플란트는 여러 문헌에서 미니 임플란트(mini-implant)라는 용어로 사용되기도 하고, 또는 작은 직경의 임플란트(small/narrow diameter implant)라는 용어로 설명되기도 한다. 사용 목적이 달라 다른 구조를 가지지만 교정 영역에서 사용하는 임플란트 또한 미니 임플란트라는 용어를 사용하고 있다. 이러한 용어의 혼용은 임상가들에게 미니 임플란트라는 것이 과연 어떤 임플란트를 의미하는 것인지에 대한 정의적 혼란을 야기할 수 있다. 이 장에서는 미니 임플란트에 대한 개념적 정의와 현재의 연구결과를 바탕으로 implant overdentur에의 적용에 대해 논해보고자 한다.

1 미니 임플란트(mini-implant)란?

미니 임플란트에 대한 다양한 정의가 존재하나 2007년 Glossary of oral maxillofacial implant에 따르면 미니 임플란트는 다음과 같이 정의하고 있다(그림 8-1).

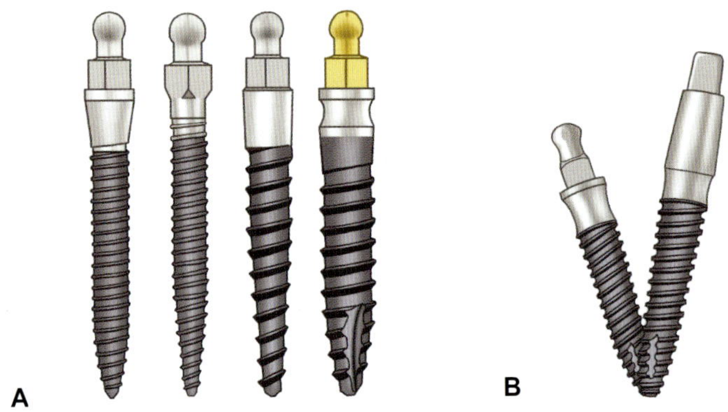

그림 8-1. 미니 임플란트. **A,** MDI implant in 3M ESPE. **B,** Slimline II in dentium.

- 다른 기존의 임플란트와 같이 biocompatible한 재료로 제작되었으나 지름이 더 작으며, 임시수복물 또는 영구 보철물의 지지 그리고/또는 유지를 위해 사용되는 one piece 형태의 임플란트

1) 미니 임플란트(Mini-implant) vs. 작은 직경의 임플란트(Small/narrow diameter implant)

일반적으로 임플란트는 직경에 따라 narrow, regular, wide 임플란트로 분류한다. Renouard 등은 임플란트의 직경이 3.5mm 미만인 경우 narrow, 4.5mm이거나 큰 경우 wide, 그 사이의 경우 regular라고 정의하였다. 그러나 3.5mm 미만 임플란트의 경우 여러 문헌에서 다양한 용어로

혼용되어 사용되고 있다. 2007년 Cho 등은 직경 2.4mm의 one piece 형태의 implant를 사용한 증례에서, 작은 직경의 임플란트(narrow diameter implant)라는 용어를 사용하였으며 2011년 Elsyad 등은 직경 1.8mm의 one piece 형태의 implant를 미니 임플란트(mini-implant)라는 용어로 설명하였다. 또 국내 모 임플란트 회사에서는 자사의 직경 3.5mm two piece 형태의 implant를 미니 임플란트(mini-implant)라고 소개하고 있다.

이러한 용어의 혼용에 대해 2013년 Bidra 등은 review article을 통해 미니 임플란트와 작은 직경의 임플란트는 서로 다른 형태의 임플란트를 칭하는 용어라고 정의하며, 이 둘의 차이점을 다음의 표와 같이 정리하였다(표 8-1).

표 8-1. Summary of differences between mini-implants and narrow diameter implants

Mini-implant	Narrow diameter implant
• 다른 기존의 임플란트와 같이 biocompatible한 재료로 제작되었으나 지름이 더 작으며, 임시수복물 또는 영구 보철물의 지지, 그리고/또는 유지를 위해 사용되는 one piece 형태의 임플란트 • 대부분 문헌에서는 1.8~2.9mm 직경의 임플란트로 보고하였다.	• 문헌상 그 정의에 대한 consensus가 이루어진 것이 없다. • 대부분 문헌에서는 3mm 이상의 직경을 가진 bio-compatible한 implant로 보고하였다.
• 역사적으로 교정치료, 고정성, 가철성 보철에서 interim 목적으로 사용되었다.	• 역사적으로 하악 전치부 및 상악 측절치 부위에서 definitive하게 사용되었다.
• Implant와 abutment가 일체형인 1-piece 형태	• Implant와 abutment가 분리형인 2-piece 형태
• 보철물의 immediate loading을 의도한다.	• 보철물의 immediate 또는 dalayed loading을 의도한다.
• 일반적으로 flapless surgery로 implant 식립 시행	• 일반적으로 전층 판막 형성 후 implant 식립 시행
• Flapless surgery로 식립하기 때문에 bone augmentation 과정은 거의 없다.	• 일반적으로 bone augmentation 과정이 시행되는 경우가 많다.
• 항상 narrow ridge에 사용되는 것은 아니다. • 비용이나 환자와 관련된 여러 요소에 따라 우선적으로 고려될 수 있다.	• 보통 narrow ridge에 사용된다. • Ridge의 width나 interdental space에 따라 고려될 수 있다.
• 무치악 공간에서 사용 시 과학적 evidence 부족으로 다수의 임플란트(>2)를 식립해야 한다.	• 무치악 공간에서 사용시 환자의 재정(finance)과 잔존골에 따라 임플란트 식립 개수를 결정해야 한다.
• 임플란트의 식립 토크가 상대적으로 standard implant에 비해 낮다.	• 임플란트의 식립 토크가 standard implant와 비슷하다.
• Standard implant에 비해 상대적으로 비용(cost)이 저렴하다.	• Standard implant와 비용(cost)이 비슷하다.

즉, 미니 임플란트란 직경이 3.0mm 미만인 one-piece 형태의 임플란트로, flapless surgery 및 immediate loading을 의도하는 임플란트이다. 반면, 작은 직경의 임플란트란 직경이 3.0~3.5mm인 two-piece 형태의 임플란트로, regular type 임플란트에 비해 지름이 작을 뿐 임상적으로 이와 비슷한 개념을 가진 임플란트이다.

2) 보철을 위해 사용하는 미니 임플란트 vs. 치아 교정을 위해 사용하는 미니 임플란트

미니 임플란트라는 용어는 교정 영역에서도 사용된다. 교정 영역에서 사용되는 미니 임플란트는 치열 교정 시 고정원으로, 기존 wire만을 사용한 방법보다 쉽고 효율적으로 치아이동을 가능하게 한다. 구조는 나사 부분인 body 부분과 rubber나 wire를 결찰할 수 있는 hole이나 slot 등이 포함된 head로 구성되는데, 사용하는 목적이나 임상가의 취향에 따라 선택되는 임플란트의 head 모양이 다르다(그림 8-2). 지름은 1.2~2.0mm로 다양하며 식립 시 drilling 여부에 따라 self taping이 가능한 임플란트와 가능하지 않은 임플란트로 나눌 수 있다. 나사의 표면은 SLA surface와 같이 영구 보철용으로 사용되는 미니 임플란트의 표면과는 달리, 치아 이동 후 임플란트의 제거해주어야 하므로 machined surface 또는 smooth surface로 디자인되어 있다.

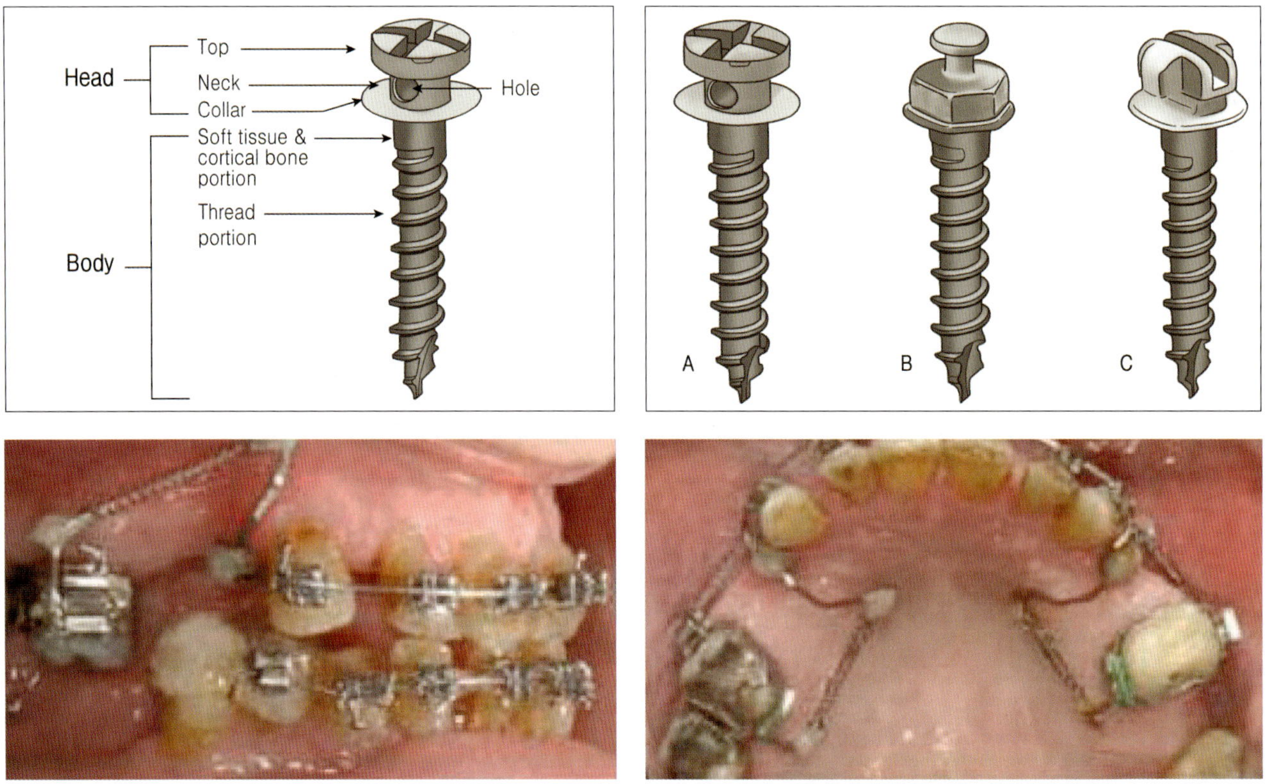

그림 8-2. 교정용 미니 임플란트의 구조와 다양한 head 디자인 및 임상에서의 활용 예.

3) 미니 임플란트의 생존율(survival rate)

미니 임플란트를 실제 임상에 적용하기에 앞서 현재 발표된 문헌에서 미니 임플란트의 생존율에 대해 알아볼 필요가 있다.

2013년 Bidra 등은 The Journal of Prosthetic Dentistry에 미니 임플란트의 생존율에 대한 systematic review article을 발표하였다. 1974년에서 2012년 4월까지 미니 임플란트 관련 keyword를 사용하여 찾은 1,807개의 article 중 inclusion criteria와 exclusion criteria에 따라

9개의 article을 찾아 미니 임플란트의 생존율을 분석하였다. 그의 분석에 따르면 초기 1년간의 미니 임플란트 생존율은 94.7%로, 기존 직경의 임플란트 성공률과 비슷하다고 하였다. 그러나 3년 이상의 누적생존율을 보고하는 article은 단 2편에 그치기에, 장기적으로 보았을 때 미니 임플란트의 생존율은 아직까지 long term data에 대한 evidence가 없다고 주장하였다(표 8-2). 최근 Klein 등(2014)은 Patient or Population, Intervention, Control or Comparison, Outcome and Study types(PICOs) criteria에 따라 미니 임플란트(지름이 3mm 미만인 임플란트로 정의)의 생존율을 분석하고자 하였다. 10개의 논문에서 약 12~96개월 동안 90.9~100%의 높은 생존율을 보인다고 하였다. 하지만 이 논문에서도 미니 임플란트의 long term data에 대한 evidence는 의문을 표하고 있다.

표 8-2. Life-table survival analysis showing cumulative survival rate of mini implants for all 9 studies combined(Bidra et al. 2013)

Time interval in years	Number of mini implants in interval	Number of failures in interval	Number of implants surviving in interval	Interval survival rate(ISR)	Cumulative survival rate(CSR)
0–1	3,095	161	2,934	94.7	94.7
1–2	416	2	414	99.5	94.2
2–3	384	5	381	99.2	93.4
3–4*	178	1	177	99.4	92.8
4–5*	175	1	174	99.4	92.2
5–6*	170	0	170	100	92.2
6–7*	110	0	110	100	92.2
7–8*	106	0	106	100	92.2
8–9*	98	0	98	100	92.2

* Data beyond 3rd year internal were reported in only 2 studies.[4,9]

즉, 현재 미니 임플란트의 단기간 생존율은 상당수의 문헌에서 제시하고 있으며 90% 이상의 높은 생존율을 보고하고 있지만, 아직 장기간의 누적 생존율에 대한 자료는 충분하지 않은 실정이다.

최근 치료시기의 단축과 즉시 기능에 대한 환자들의 바람은 임상가에게 간과할 수 없는 부분이다. Flapless surgery와 immediate loading이 가능한 미니 임플란트는 이러한 환자의 바람을 충족시켜 줄 수 있다. 미니 임플란트란 3.0mm 미만의 one-piece형 임플란트로, regular type 임플란트에 비해 지름이 작을 뿐 임상적으로 비슷한 개념을 갖는 작은 직경의 임플란트(small/

narrow diameter implant)와는 여러 면에서 차이가 있다. 또한 교정영역에서 사용하는 임플란트와도 용어만 같을 뿐 구조적 차이를 가진다. 현재 10년 이상의 장기간에 대한 생존율에 대한 보고가 없지만 단기간에 대해서는 높은 생존율이 보고되고 있으므로, 미니 임플란트라는 용어를 명확히 이해하고 임상에 적용한다면, 미니 임플란트를 사용한 치료는 evidence-based한 치료 옵션이 될 수 있을 것이다.

2 미니 임플란트를 이용한 overdenture

치조골이 얇은 무치악 환자에서는 기존의 regular type의 임플란트 식립이 힘들거나 골이식술이 동반되어야 한다. 이런 경우 대안으로, 지름이 작은 미니 임플란트를 이용한 implant overdenture 치료방법이 소개되었다. 지난 호에서 설명하였듯이 미니 임플란트란 직경이 3.0mm 미만인 one-piece 형태의 임플란트로, flapless surgery 및 immediate loading 등의 특징을 갖고 있으며, 이를 이용하여 overdenture를 제작할 경우 여러 장점이 있다. 하지만 현재 임상에 있어서 미니 implant overdenture에 대해 미니 임플란트의 식립 개수, 식립 위치, loading 시기 등에 대해서 consensus가 이루어진 것이 없는 실정이다.

따라서 이 장에서는 미니 임플란트를 이용한 overdenture 치료를 소개하고, overdenture 제작 시 고려사항에 대해 설명하여 여러 임상가들에게 도움이 되고자 한다.

1) 미니 implant overdenture란?

하악의 의치에 대해 부족한 안정과 유지는 임플란트를 이용함으로써 해결할 수 있다. 미니 임플란트는 초기에는 overdenture에서 standard implant가 osseointegration되기 전 temporary stabilization을 위해 사용되었다. 하지만 미니 임플란트의 osseointegration이 standard implant에 비해 결코 떨어지지 않는다는 연구들이 나오면서 미니 임플란트는 definitive treatment에 사용 가능하게 되었다. 특히 미니 임플란트는 지름이 얇아 치조골이 좁은 경우에 사용될 수 있으며, flapless surgery가 가능하므로 healing time이 짧고 술후 환자의 discomfort를 최소화시킬 수 있다는 장점을 갖고 있다(그림 8-3).

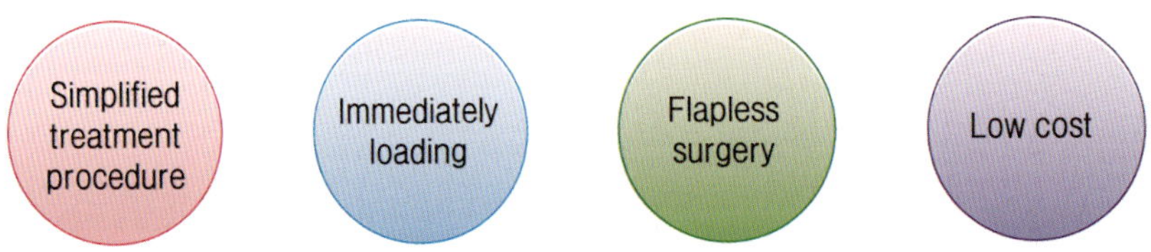

그림 8-3. Advantages of mini implant supported overdenture[Christensen et al(2008)].

2013년 Tomasi 등은 양악 무치악 환자에 있어 미니 임플란트를 이용한 overdenture에 대한 1-year prospective study에서 미니 임플란트를 이용한 overdenture는 환자의 구강 기능을 훌륭히 회복시켜주며, 환자의 보철물에 대한 만족도 또한 유의하게 증가시켜 준다고 하였다(표 8-3).

표 8-3. Results with regard to the patients' judgement of satisfaction with the denture

Questions	Pre-treatment (n=21)	1 month (n=19)	12 months (n=19)
Can you chew properly and food?(% with 'yes' answer)	33%	100%	100%
Does the denture move during chewing? (% with 'yes' answer)	91%	0%	0%
Do you get food under the denture during chewing? (% with 'yes' answer)	86%	21%	21%
How would you rate your chewing ability with your denture?* (median and IQ range)	4.5 (1.8-4.9)	9.3 (9.0-10)	9.0 (8.9-10)
Do you have problems in pronouncing some works? (% with 'yes' answer)	52%	0%	0%
Does the denture move while you are speaking? (% with 'yes' answer)	57%	0%	0%
Do you feel comfortable with your denture in social life? (% with 'yes' answer)	57%	100%	100%
How would you rate your ability to speak with your denture?* (median and IQ range)	5.8 (1.7-7.7)	10.0 (9.0-10)	9.3 (8.9-10)
Have you experienced pain from the mucosa under the denture? (% with 'yes' answer)	29%	5%	5%
How would you rate your overall discomfort with your denture?† (median and IQ range)	5.4 (2.2-7.7)	10 (9.1-10)	10 (8.9-10)
Are you satisfied with your denture?(% with 'yes' answer)	52%	100%	100%
How would you rate your overall satisfaction with the function of your denture?‡(median and IQ range)	3.3 (1.8-5.8)	9.8 (8.9-10)	9.0 (9.0-10)

* 10-cm VAS scale: 0 = very poor, 10 = without problem.
† 10-cm VAS scale: 0 = terrible, 10 = none at all.
‡ 10-cm VAS scale: 0 = very dissatisfied, 10 = fully satisfied.

2) 미니 implant overdenture에 대한 고려사항 및 치료 방법

(1) 식립 개수: 2 implant vs. 4 implant?

McGill Consensus와 York Consensus에서는 완전 무치악 환자에서 하악에 2개의 implant를 이용하는 overdenture 방법이 first choice가 될 수 있다고 하였다. 하지만 이 implant는

미니 임플란트가 아닌 regular type의 implant를 말하는 것이다. 현재까지 완전 무치악 환자에서 몇 개의 미니 임플란트를 식립해야 하는가에 대해서는 consensus가 이루어진 것이 없다(그림 8-4).

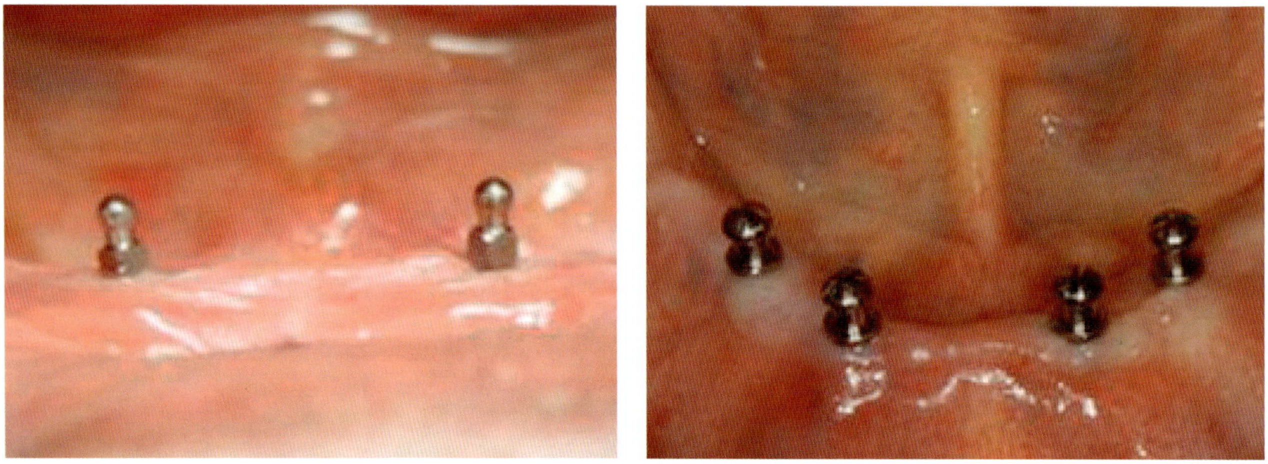

그림 8-4. Number of mini implant on edentuous mandible: 2 implant vs 4 implant.

2009년 Jofre 등은 완전 무치악 환자에서 2개의 미니 임플란트를 식립한 후 15개월간 follow up한 결과 하나의 임플란트도 실패하지 않았다고 보고하며, 미니 임플란트를 사용하는 overdenture를 계획하더라도 2개의 임플란트만을 식립할 것을 추천하였다. 하지만 Sendax 등은 미니 임플란트의 장기적인 생존율에 대한 정보 부족과 regular type implant에 비해 낮은 기계적 성질 등을 이유로 하악에 overdenture를 위해 4개의 미니 임플란트를 식립할 것을 추천하고 있다.

(2) 식립 위치와 임플란트 간 parallelism

Sendax는 양측 이공에서 7mm 전방 위치에 2개의 임플란트를 먼저 식립한 후 나머지 2개의 임플란트는 식립한 임플란트보다 4.5~5mm 전방에 식립할 것을 추천하였다. 반면 Elsyad는 견치와 제1소구치에 식립할 것을 추천하였으며, 이 등은 이공 전반부에 4개의 미니 임플란트를 최대한 분산하여 식립해야 한다고 하였다. 이렇게 식립 위치 또한 임플란트 개수와 마찬가지로 consensus가 이루어진 것은 없다. 다만 모든 study에서 공통적으로 이야기하는 것은 임플란트 식립 위치는 이공 전방 부위에서 좌우 대칭이어야 한다는 것이다. 이는 임플란트에 가해지는 힘을 각 임플란트에 동등하게 분산시켜주기 위해서인데, 만약 임플란트에 가해지는 힘이 한 임플란트에 집중되는 경우 그 임플란트의 생존에 영향을 미치게 될 것이다(그림 8-5).

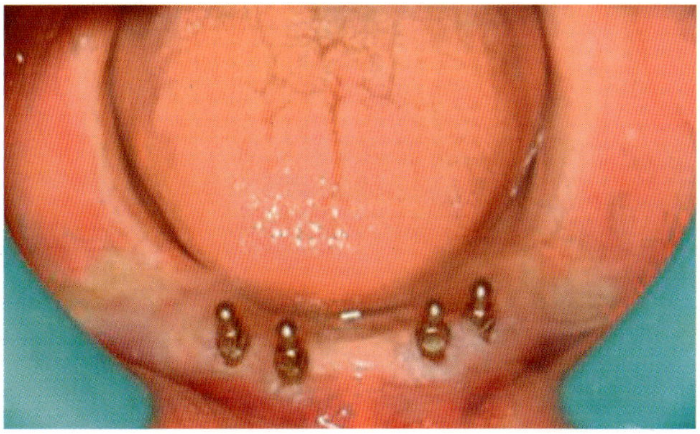

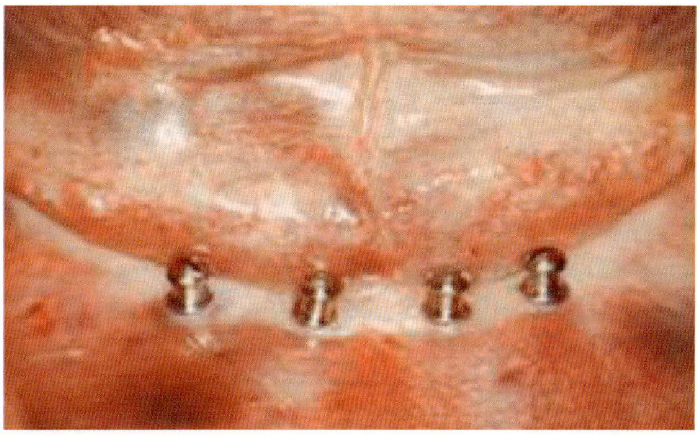

그림 8-5. Position of mini implant on edentuous mandible.

또한 식립된 임플란트의 높이는 가능한 한 비슷해야 하며 식립될 임플란트의 path는 서로 가능한 한 평행(parallelism)이 되어야 한다(그림 8-6). Walton은 만약 임플란트 식립 path가 6° 이상 차이가 난다면 보철물의 합병증 발생(O-ring 탈락 등)이 유의하게 증가된다고 하였다.

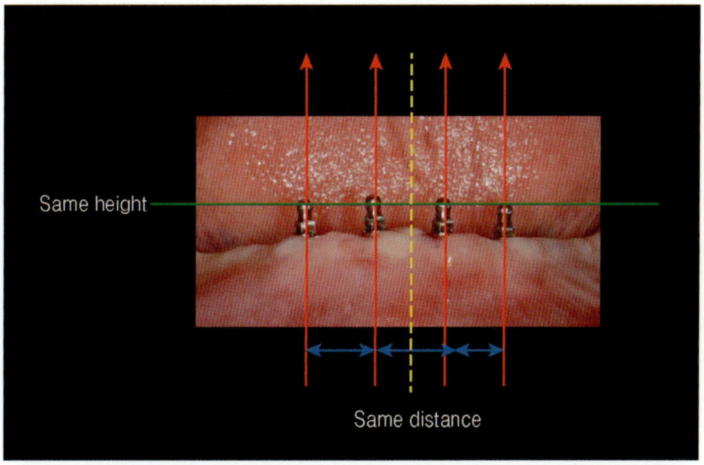

그림 8-6. Alignment of mini implant: parallelism.

(3) Loading: immediate vs. progressive

미니 임플란트의 여러 장점 중 하나가 바로 임플란트를 flapless surgery로 식립함으로써 minimally invasive하며 immediate loading이 가능하다는 것이다. 하지만 식립된 모든 미니 임플란트에 immediate loading이 가능하지 않을 것이다. 임플란트 식립 시 primary stabilty가 좋지 않은 경우 immediate loading을 가한다면 implant failure를 야기할 수 있다. 더군다나 one-piece 형태이므로 primary stability가 좋지 않다고 하여 임플란트를 submerging시킬 수도 없다.

따라서 immediate loading을 위해서는 식립된 미니 임플란트의 primary stability를 객관적인 방법으로 확인할 수 있어야 하며, 만약 primary stability가 좋지 않다면 그에 따른 loading protocol를 다르게 해야 할 것이다.

① Primary stability 측정 방법

미니 임플란트의 primary stability를 측정하는 방법은 크게 두 가지, torque wrench를 사용하여 insertion torque을 재는 방법과 periotest기를 이용하는 방법이 있다(그림 8-7).

A 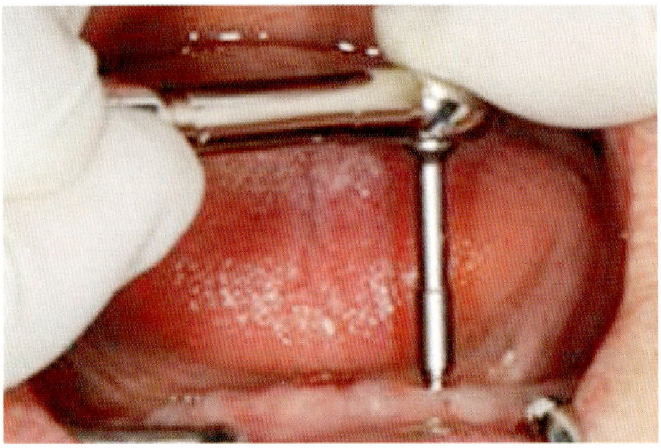 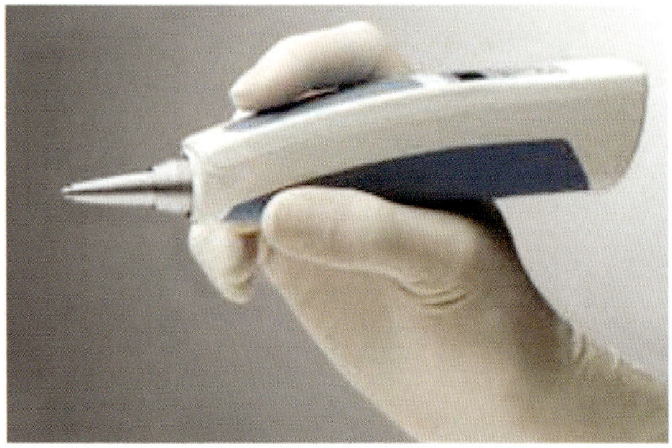 B

그림 8-7. Methods of measurement of primary stability of mini implant. **A,** Insertion torque. **B,** Periotest.

2013년 Mundt는 insertion torque가 35Ncm 이상인 경우 immediate loading을, 그렇지 않은 경우 progressive loading을 계획할 것을 주장하였다. Insertion torque의 측정은 torque wrench를 사용함으로써 가능한데, 하악 전치부의 경우 bone density가 D1인 경우가 많으므로 torque wrench 사용 시 과도한 힘을 줄 경우 볼 부위의 파절이 발생할 수 있으므로 사용 시 주의를 요한다(그림 8-8).

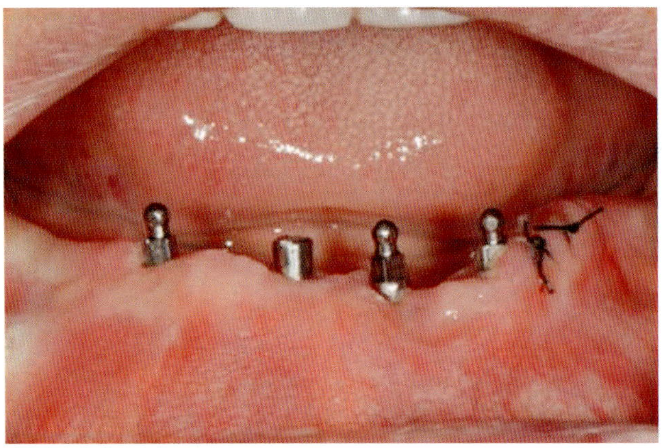 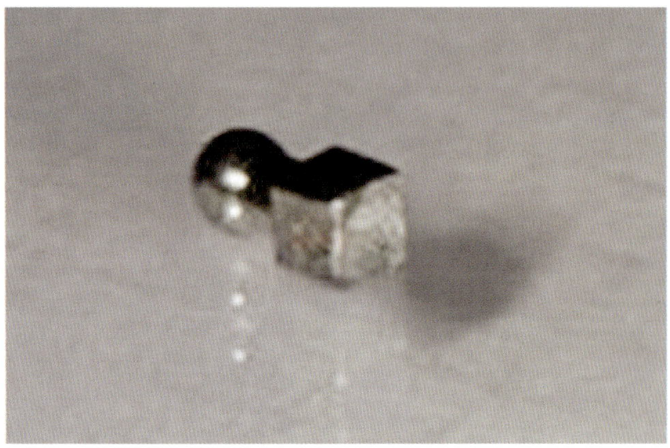

그림 8-8. Fracture of ball head in attachment due to excessive stress during using torque wrench.

다음으로 primary stability를 측정하는 방법은 periotest를 사용하는 방법이다. Periotest는 기계의 입구에서 해머가 튀어나와 그 반동에 대한 값을 수치화한 기계로 -8에서 +50까지의 수치로 임플란트의 stability를 표현한다. 일반적으로 알려져 있는 regular type implant에서 성공적인 osseointegration를 나타내는 periotest 수치는 -7~0이다. 그러나 2008년 Dilek 등은

소의 femoral bone을 이용한 실험 논문에서 periotest기의 수치가 -8~+9 범위 내에 위치할 경우 미니 임플란트의 immediate loading이 가능하다고 하였다. 2014년 Scepanovic은 4개의 미니 임플란트를 사용한 overdenture의 1년 cohort study에서 Dilek이 제시한 criteria로 loading을 가한 결과 미니 임플란트의 생존율은 98.3%를 보였다며 임플란트 직경과 길이에 따라 새로운 periotest 기준이 필요하다고 주장하였다.

② Primary stability에 따른 loading protocol

미니 임플란트를 식립 시 insertion torque가 35Ncm 이상이며, 식립 후 periotest 값이 -8~+9 사이의 값을 갖는다면 미니 임플란트의 loading protocol은 immediate loading을 계획해야 한다.

하지만 위의 criteria를 만족시키지 못하는 경우에는 progressive loading을 고려해봐야 할 것이다. Mundt 등은 임플란트의 primary stability가 부족할 경우 연성 이장재(soft relining material)를 사용하여 임플란트에 가해지는 loading을 완충시켜주어야 한다고 하였다. 이때 사용하는 연성 이장재 제품에 따라 이장재는 주기적으로 교체해주어야 한다. 일정 시간(약 8주)이 지난 다음, 즉, 임플란트의 osseointegration을 충분히 도모한 뒤, metal housing을 의치와 연결해 준다(그림 8-9).

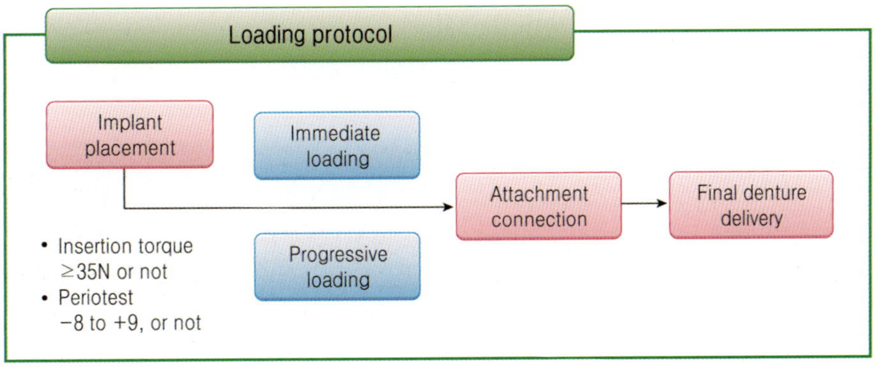

그림 8-9. Loading protocol.

3) 결론

미니 임플란트란 3.0mm 미만의 one-piece형 임플란트로, 최소 침습적이고 치료 기간이 짧다는 장점을 가졌다. 이러한 장점은 다양한 전신 질환이 있거나 치조골 폭이 충분하지 않은 환자에게 임플란트의 사용을 가능하게끔 하여, 환자 및 임상가에게 하악 틀니의 한계(낮은 안정성 및 유지)를 극복할 수 있게 하는 좋은 치료 방법을 제시해 줄 수 있다. 하지만 적용에 있어 상황에 맞는 loading protocol이 요구되며, 장기간의 누적 생존율에 대한 자료가 충분치 않기 때문에 임상 적용 시 주의가 필요함을 임상가들은 잊어서는 안 될 것이다.

3 두 종류의 미니 임플란트를 이용한 overdenture 증례

1) 증례 A

첫 번째 증례는 75세 남성 환자로 6개월 전 제작한 하악 총의치의 낮은 유지력을 주소로 내원하였다. 임상적 및 방사선적 검사 결과 상·하악 완전무치악 상태로, 기존의치는 변연 형성 및 내면 적합도가 비교적 양호한 편이나 하악 치조골의 흡수가 심하였고, 협설측 폭경이 4mm 내외로 매우 좁은 상황이었다. 따라서 하악을 기존의치를 이용한 임플란트 지지 피개의치를 계획하되 좁은 치조골 폭경을 고려하여 미니 임플란트를 식립하도록 하였다. 정확한 임플란트의 식립을 위해 CT 진단하에 기존의치를 복제하여 수술용 스텐트를 제작하여 사용하였다. 수술은 해당부 침윤마취하에 판막의 거상 없이 시행하였으며, 미니 임플란트는 일체형으로 볼 어태치먼트가 연결되어 있는 Slimline(Dentium, Korea)을 이공 사이에 4개(2.8×10mm) 식립하였다. 수술 후 식립된 임플란트의 초기 식립토크 4개는 35Ncm 이상, periotest value +2 이하를 나타내어 의치에 어태치먼트를 연결하여 즉시하중을 가하도록 계획하였다. 단, 고령환자이므로 부담이 되는 장시간의 시술시간을 고려하여 수술 당일은 연질의치이장제(Coe-comfort, GC America)로 relief만 시행하고, 수술 3일 후 자가중합형 레진(Tokuso rebase, ToKuyama Dental)을 이용하여 직접법으로 미니 볼 어태치먼트의 matrix를 연결하였다.

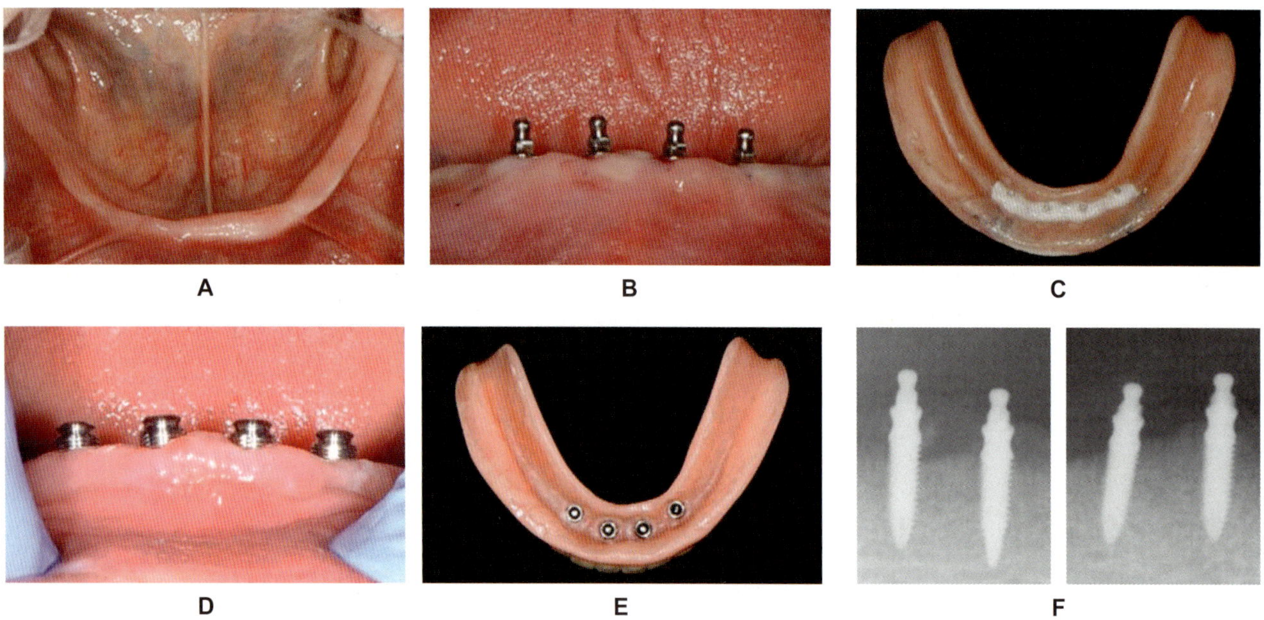

그림 8-10. Case A. **A,** Pre-OP. **B,** Implant insertion. **C,** Denture relief after surgery and re-lining with Coe-comfort. **D,** Connection of mini-ball attachment matrix part on mini-implant. **E,** Final overdenture. **F,** Periapical X-ray.

2) 증례 B

두 번째 증례는 87세 남성 환자로 하악 의치 사용 시 동통을 주소로 내원하였다. 환자의 전신 병력조사에서 고혈압이 확인되었으며, 상·하악은 완전 무치악 상태로 중증도의 치조골 소실을 나타내었다. 1년 전에 새로 제작한 의치는 변연 형태가 비교적 양호하여 의치를 다시 제작하지 않고 의치 재이장 후 임플란트 지지 피개의치로 전환할 것을 계획하였다. 단, 고령의 나이, 전신적인 건강상태 및 외과적 수술에 대해 두려워하는 심리상태 등을 고려하여 하악의 미니 임플란트 지지 피개의치를 계획하였다.

CBCT 및 panorama를 이용한 방사선적 진단 결과 이공 사이에 4개(2.9×12mm)의 미니 임플란트 식립을 계획하였으며, 미니 임플란트는 분리형으로 로케이터 어태치먼트와 연결되는 LODI (Zest Anchors, USA)를 이용하였다. 수술은 해당부 침윤마취하에 판막의 거상 없이 시행하였으며, 4개의 미니 임플란트는 초기 식립토크 25Ncm를 나타내어 의치 내면 공간확보 후 연질의치이장제 (Coe-soft, GC America)를 이용하여 relief를 시행하였다. 임플란트 식립 8주 후 미니 임플란트의 동요도를 Periotest M(Medizintechnik Gulden, Germany)을 이용하여 재평가를 시행하였으며, 4개의 임플란트 모두 동요도가 +5 이하임을 확인하였다. 로케이터 어태치먼트의 patrix 연결 및 의치 내면의 전반적인 재이장을 위하여 인상을 채득하여 간접법으로 피개의치를 완성하였다.

두 환자는 임플란트 식립 전과 어태치먼트 연결 후에 각각 VAS법을 이용하여 다섯 가지 환자의 만족도, 즉, 저작, 발음, 심미, 동통, 그리고 전반적인 만족도에 대해 평가하였으며 술후 정기적인 내원하에 유지 관리를 진행하였다. 최종의치 장착 6개월까지 주목할 만한 합병증은 발생하지 않았으며 어태치먼트 연결 후 전체적인 환자 만족도는 개선되었다.

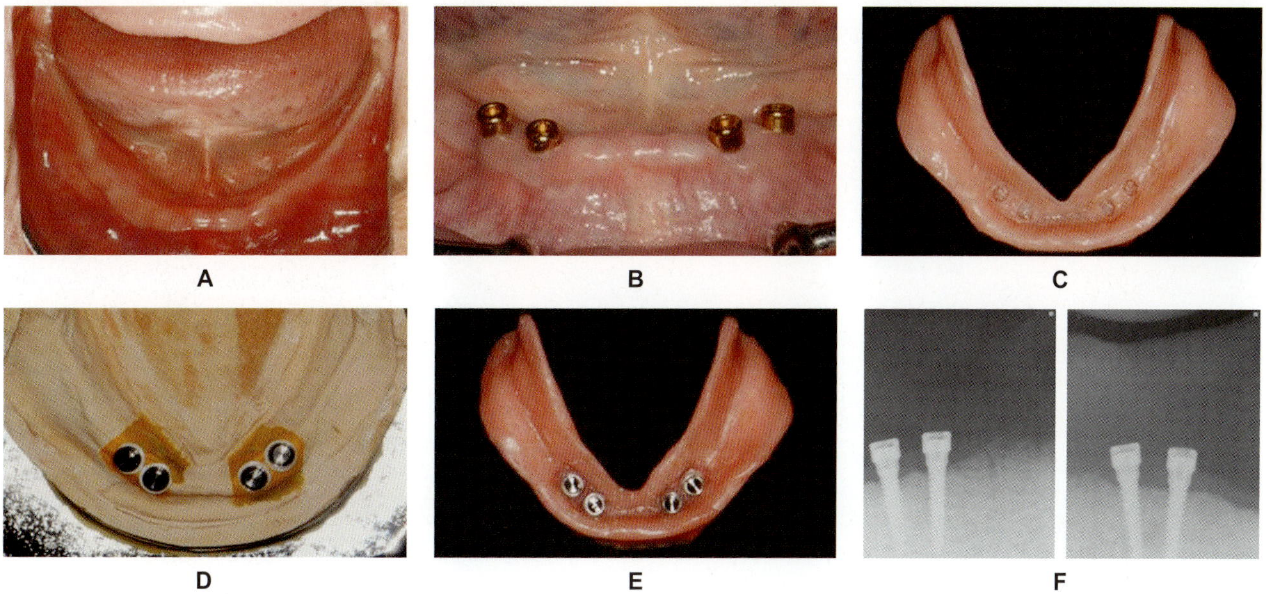

그림 8-11. Case B. **A,** Pre-OP. **B,** Implant insertion. **C,** Denture relief after surgery and re-lining with Coe-soft. **D,** Connection of Locator attachment patrix part on master cast. **E,** Final overdenture. **F,** Periapical X-ray.

참고문헌

1. Laney WR, ed.: Glossary of oral and maxillofacial implants. Quintessence Publishing Co, 2007. p.40, 102, 113, 133.
2. Renouard F: Impact of implant length and diameter on survival rates. Clin Oral Implants Res 2006;17:35-51.
3. Cho SC, Froum S, Tai CH, Cho YS, Elian N, Tarnow DP: Immediate loading of narrow-diameter implants with overdentures in severely atrophic mandibles. Pract Proced Aesthet Dent 2007;19:167-174.
4. Elsyad MA, Gebreel AA, Fouad MM, Elshoukouki AH: The clinical and radiographic outcome of immediately loaded mini implants supporting a mandibular overdenture. A 3-year prospective study. J Oral Rehabil 2011;38:827-834.
5. http://www.osstem.com/dental/OSSTEM_Implant.pdf.
6. Bidra AS, Almas K: Mini implants for definitive prosthodontic treatment: a systematic review. J Prosthet Dent 2013;109:156-164.
7. Tseng YC, Chen CH, Huang IY: The application of mini-implants for orthodontic anchorage. Int J Oral Maxillofac Surg 2006;35:704-707.
8. Melsen B: Mini-implants: where are we? J Clin Orthod 2005;39:539-547.
9. Klein MO, Schiegnitz E, Al-Nawas B: Systematic review on success of narrow-diameter dental implants. Int J Oral Maxillofac Implants 2014;29 Suppl:43-54.
10. Feine JS, Carlsson GE, Awad MA, et al.: The McGill consensus statement on overdentures. Mandibular two-implant overdentures as first choice standard of care for edentulous patients. Montreal, Quebec, May 24-25, 2002. Int J Oral Maxillofac Implants 2002;17:601-602.
11. The York consensus statement on implant-supported overdentures. Eur J Prosthodont Restor Dent 2009;17:164-165.
12. Griffitts TM, Collins CP, Collins PC: Mini dental implants: an adjunct for retention, stability, and comfort for the edentulous patient. Oral Surg Oral Med Oral Pathol Oral Radiol Endod 2005;100:e81-e84.
13. Simon H, Caputo AA: Removal torque of immediately loaded transitional endosseous implants in human subjects. Int J Oral Maxillofac Implants 2002;17:839-845.
14. Christensen GJ: The 'mini'-implant has arrived. J Am Dent Assoc 2006;137:387-390.
15. Tomasi C, Idmyr BO, Wennström JL: Patient satisfaction with mini-implant stabilised full dentures. A 1-year prospective study. J Oral Rehabil 2013;40:526-534.
16. Jofre J, Hamada T, Nishimura M, Klattenhoff C: The effect of maximum bite force on marginal bone loss of mini-implants supporting a mandibular overdenture: a randomized controlled trial. Clin Oral Implants Res 2010;21:243-249.
17. Sendax VI: Mini-implants as adjuncts for transitional prostheses. Dent Implantol Update 1996;7:12-15.
18. Elsyad MA, Gebreel AA, Fouad MM, Elshoukouki AH: The clinical and radiographic

outcome of immediately loaded mini implants supporting a mandibular overdenture. A 3-year prospective study. J Oral Rehabil 2011;38:827-834.

19. 이상엽, 최대균, 백장현, 권긍록: 작은 직경 임플란트를 이용한 임플란트지지 피개의치에 대한 환자 만족도 조사. 대한치과보철학회지 2011;49:29-36.

20. Walton JN, Huizinga SC, Peck CC: Implant angulation: a measurement technique, implant overdenture maintenance, and the influence of surgical experience. Int J Prosthodont 2001;14:523-530.

21. Mundt T, Schwahn C, Stark T, Biffar R: Clinical response of edentulous people treated with mini dental implants in nine dental practices. Gerodontology 2015;32:179-187.

22. Chai JY, Yamada J, Pang IC: In vitro consistency of the Periotest instrument. J Prosthodont 1993;2:9-12.

23. Dilek O, Tezulas E, Dincel M. Required minimum primary stability and torque values for immediate loading of mini dental implants: an experimental study in nonviable bovine femoral bone. Oral Surg Oral Med Oral Pathol Oral Radiol Endod 2008;105:e20-e27.

24. Scepanovic M, Calvo-Guirado JL, Markovic A, Delgardo-Ruiz R, Todorovic A, Milicic B, Misic T. A 1-year prospective cohort study on mandibular overdentures retained by mini dental implants. Eur J Oral Implantol 2012;5:367-379.

09 상악 Implant Overdenture

임플란트의 성공은 무치악의 치료에서 시작되었다. Brånemark의 연구에서 시작된 현재의 골유착성 임플란트는 하악 무치악의 고정성 보철치료에서 거둔 성공으로 지금의 기반이 마련되었다. 그 뒤로 부분 무치악과 단일치아의 수복에도 성공적인 결과를 보이며 기존의 보철치료를 획기적으로 대체할 수 있는 새로운 보철치료방법의 지평을 열었다.

그러나 무치악에 대한 고정성 보철치료로 시작된 임플란트 보철은 동시에 가철성 implant overdenture에 대한 성공을 보장하지는 못하였다. 골유착성 임플란트의 성공이 보고된 수십 년 이후 2000년대 들어서야 McGill Consensus 등을 통하여 유용성에 대한 학문적인 입증과 기능적 우수성 및 환자의 높은 만족도 등에 대한 근거로 implant overdenture가 하악 무치악에 대해 가장 선택적인 치료방법이라고 받아들일 수 있었다.

하지만 상악 무치악의 보철치료에서 implant overdenture는 아직 명확한 치료기준을 제시할 만한 임상적인 성취나 근거(evidence)가 부족한 실정이다. 그러나 최근 들어 상악 overdenture에 대한 연구가 점점 더 많이 진행되고 있고 상악 무치악 치료에 대한 좋은 대안의 하나로 부각되고 있다. 또한 치조골 소실이 많아 의치상에 의한 lip support가 필요한 경우 등 고정성 보철물로 해결할 수 없는 증례에서 가철성 overdenture의 선택으로 더 좋은 임상결과를 얻을 수 있다.

어떤 치료방법이 신뢰를 줄 수 있는가 하는 문제는 다년간의 실험적, 임상적 연구를 통해 그 결과가 안전하고 유용하다는 동의가 있어야 한다. 그래서 이 장에서는 상악 implant overdenture에 대한 현재까지의 연구와 임상 증례를 바탕으로 이 치료방법의 예지성에 대해 알아보고자 한다.

1 임플란트 생존율

하악 overdenture에서 보고되고 있는 임플란트의 생존율은 매우 성공적이다. 그러나 상악에서는 임플란트 생존율에 영향을 주는 내재적인 요인들을 고려해야 한다. 즉, 잔존 골의 양, 골의 질, 임플란트의 식립 위치, 심미적 고려, 기능 및 발음 등이다. 이렇게 다양한 영향요소들의 존재가 상악 overdenture에서 임플란트의 생존율이 하악에서 만큼 높은 결과를 보여주지 못하는 이유일 것이다.

Goodacre 등은 상악 overdenture가 다른 임플란트 보철치료에 비해 임플란트의 상실률이 가장 높다고 보고하고 있고, 다른 연구에서는 5년 동안의 생존율이 71% 이하를 보인다고 하고 있다. 대부분의 연구에서 상악 implant overdenture의 임플란트 생존율은 하악에 비해 낮다고 보고하고 있다. 결국 더 많은 성공적인 임상연구 결과가 뒷받침되어야 상악 overdenture의 임플란트 생존율에 대한 신뢰가 구축될 수 있을 것이다.

2 필요한 임플란트의 수

하악의 경우는 두 개의 임플란트에 의한 지지로 충분한 기능과 환자만족도를 보인다고 알려져 있으나, 상악 implant overdenture를 위해서는 최소 4개의 임플란트가 필요하다고 여러 연구에서 권고하고 있다. 한 systematic review에서는 6개의 임플란트로 지지되는 경우가 가장 높은 임플란트와 보철물의 성공률을 보였고, 그 다음이 4개의 임플란트로 지지되며 임플란트를 서로 연결한 경우라고 보고하고 있다. Klementi는 상악 overdenture에서 단지 두 개의 임플란트로만 지지될 경우 보철물의 장기간 성공률과 환자의 만족도가 4개에 의해 지지되는 경우만큼 보장될 수 없다고 주장하였다. 그러나 임플란트의 수가 많아지면 치료비용의 증가나 수술에 대한 부담도 늘어나므로 이보다 더 많은 수의 임플란트로 지지되는 것은 의미가 없다고 할 수 있다.

3 Splint는 필요한가?

임플란트를 서로 연결(splinting)하는 것은 역학적인 면에서 여러 가지 이점을 줄 수 있다. 여러 개의 임플란트를 통한 하중의 분산과 cross-arch stabilization으로 각각의 임플란트에 가해질 수 있는 overloading의 가능성을 낮출 수 있다. 최근의 systematic review에서 splinting 유무, attachment의 종류, 임플란트의 수와 종류 및 길이가 임플란트의 생존율에 영향을 주지 않는다는 보고가 있다. 그러나 상악 overdenture의 경우에는 어떤 특정한 권고사항을 이끌어낼 만한 충분한 임상연구가 아직은 없다고 하고 있다. Splinting을 하지 않는 경우 치료비용의 상대적인 절감, 구강위생관리의 용이함, 보철장치 점유공간의 최소화 등의 장점이 있다. 반면에 splinting을 하는 경우 아직 통계적으로 우수한 차이를 보이는 자료가 충분하지는 않지만 가장 높은 임플란트 성공률을 보이고 있고, 임플란트의 기울어진 정도에 대한 보정과 attachment를 임의로 배치 가능하다는 편의성이 상대적인 장점이라 할 수 있다.

4 Attachment의 선택

현재 시중에는 사용 가능한 많은 attachment가 있다. 다양한 디자인과 서로 다른 유지력을 보이는 attachment system 중에서 어떤 것이 더 좋다는 보고는 없다. Attachment 종류는 그 기능과 형태에 따라 대략 세 부류로 나눌 수 있다. 즉, stud, bar와 magnet이며 경우에 따라 여러 가지 attachment를 같이 사용할 수도 있다. Attachment는 각각 장단점을 지니고 있다. 유지력, rotational movement, 대합치와의 관계, 보철물 안에서 attachment의 가용공간 등이 가장 적합한 attachment를 선택하는 데 영향을 주는 요인이라 할 수 있다. Cehreli 등은 attachment의 design이 하악 overdenture에서는 임플란트의 marginal bone loss에 영향을 주지 않는다고 하고 있으나 상악의 경우는 분석할 수 없다고 하였다. 특정한 attachment system을 선택하는 문제는 임상가가 그 system이 갖고 있는 특성이나 작용기전, 유지관리 방법 및 문제점 등에 얼마나 익숙한가에 우선 달려있다고 볼 수 있다. 즉, 최종적인 attachment의 선택은 각각의 환자상태에 따른 임상가의 판단에 따른다고 할 수 있다.

5 환자의 만족도

하악 implant overdenture에 비해 상악 implant overdenture에 대한 환자의 만족도에 대한 연구는 상대적으로 많지 않다. 오히려 충분한 골조직을 갖고 있는 환자의 경우에는 저작능력, 의치의 안정성 및 유지력, 발음 등의 기능적인 면이 환자가 사용하고 있던 conventional denture에 비해 implant overdenture로 크게 향상되지는 않았다고 보고되고 있다. Zitzmann과 Marinello는 상악 총의치 환자에서 implant overdenture가 상당한 만족도의 증가를 보였다고 보고하고 있으나 10명 정도의 적은 피험자를 대상으로 한 연구였다. 이러한 연구결과들로 미루어 볼 때, 한 가지 명심해야 할 것은 상악 총의치에 만족하고 있는 환자에게 implant overdenture를 권유하는 것이 반드시 환자의 치료만족도를 향상시킬 수 없다는 것이다. 즉, 이런 환자에서 상악 implant overdenture를 계획할 때 만족도 면에서 실패한 결과를 얻을 수 있다는 점을 충분히 감안해서 선택해야 한다는 것이다.

6 Complication과 maintenance

상악의 implant overdenture의 경우 유지관리에 대한 표준화된 요건의 제시가 매우 어렵다. 가장 중요한 요인은 바로 보철물의 구성요소들에 대한 수직적인 공간의 제한성이다. Splinting을 하지 않은 경우 splinting을 한 경우보다 유지관리나 보수가 용이하다. Osman 등의 systematic review에서 유지관리의 요건은 attachment system에 전적으로 달려 있다고 말하고 있다. 즉, attachment system에 따라 관리나 보수 등의 문제점이 모두 달라 분류나 규정에 어려움이 있다는 것이다. Andreiotelli 등은 systematic review에서 상악 implant overdenture가 임플란트의 생존율도 낮고 보철적인 합병증의 발생도 더 많이 나타난다고 분석하고 있다. 상악 implant overdenture는 임플란트를 splinting하는 형태로 제작하는 경우가 많고, 하악에 비해 더 많은 임플란트의 수를 선택하거나 골조직의 흡수양상에 따라 임플란트의 path of insertion이 매우 어렵게 식립될 수 있다. 그에 따라 임상과정이 복잡해지고 기공과정도 어려워 제작 시 오류가 발생할 수 있는 확률도 증가된다. 이런 문제는 결국 임플란트, 보철물의 사후관리의 어려움이나 다양한 합병증의 발생이 더 많게 되는 원인이 될 수 있다. 또 경우에 따라 불가피하게 palate를 열어주는 형태로 제작하게 되는 경우도 있을 수 있어 의치의 안정성이나 임플란트에 과도한 하중을 가할 수 있는 환경이 발생할 수도 있다. 유지관리를 쉽게 하고 합병증 발생을 줄이기 위해서는 가능한 한 단순한 형태의 보철물 design을 선택하고 임상과정 하나하나마다 발생할 수 있는 오차를 줄이기 위한 면밀한 노력이 필요하다. 아울러 overdenture는 총의치의 원칙에 기반을 두어 만들어야 한다는 기본원칙에 충실하여, 기능인상이나 충분한 조직피개로 의치의 안정성을 확보하는 것이 꼭 필요하다 하겠다.

상악 무치악 치료에서 총의치보다 implant overdenture가 장점을 가지려면 치료에 대한 필요성, 잠재적인 위험성, 유지관리 문제와 대체 가능한 치료방법의 확보 등에 대한 충분한 고려가 전제되어야 한다. 그러나 아직 상악 implant overdenture에 대한 연구와 과학적인 근거가 충분하지 못한 것이 지금의 현실이다. 잘 계획된 많은 임상연구의 결과가 뒷받침되어야 임상에서 필요한 가이드라인이 만들어질 수 있을 것이다. 무조건 하악에서의 가이드라인을 동일하게 상악에 적용하는 것은 옳지 않다.

그러나 아직 잘 확립된 치료 가이드라인은 없다고 하더라도 현재 이 치료방법에 대한 연구 성과에서 얻어진 장단점과 주의할 점을 충분히 숙지한 후, 적절한 임상증례에서 신중하게 계획된 상악의 implant overdenture는 좋은 임상적 결과를 줄 수 있을 것이다.

7 두 종류의 attachment를 이용한 상악 implant overdenture의 임상 증례

1) Splinted implant supported maxillary overdenture

이 환자는 기존의치의 불편감을 주소로 본원에 내원하였으며 상악 완전무치악 상태였다. 임상 및 방사선학적 진단을 시행하였고, 의치의 안정과 기능의 회복을 돕기 위하여 상악에 4개의 임플란트를 식립한 후 bar attachment를 이용한 splinted implant supported overdenture를 계획하였다(그림 9-1).

A

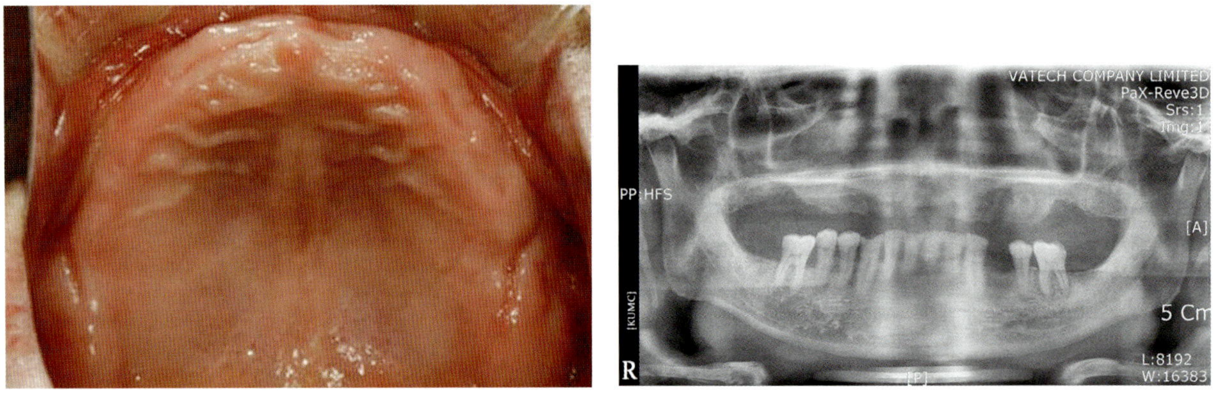

B

그림 9-1. **A,** Pre-treatment intraoral view. **B,** Panoramic view.

술전에 제작한 상악 임시의치를 복제하여 스텐트를 제작하였으며, 촬영한 CT 영상을 이용한 진단을 통하여 상악 우측 중절치, 상악 우측 제1소구치, 상악 좌측 중절치, 상악 좌측 제1소구치 위치에 총 4개 임플란트를 식립하기로 결정하였다(그림 9-2, 9-3).

A

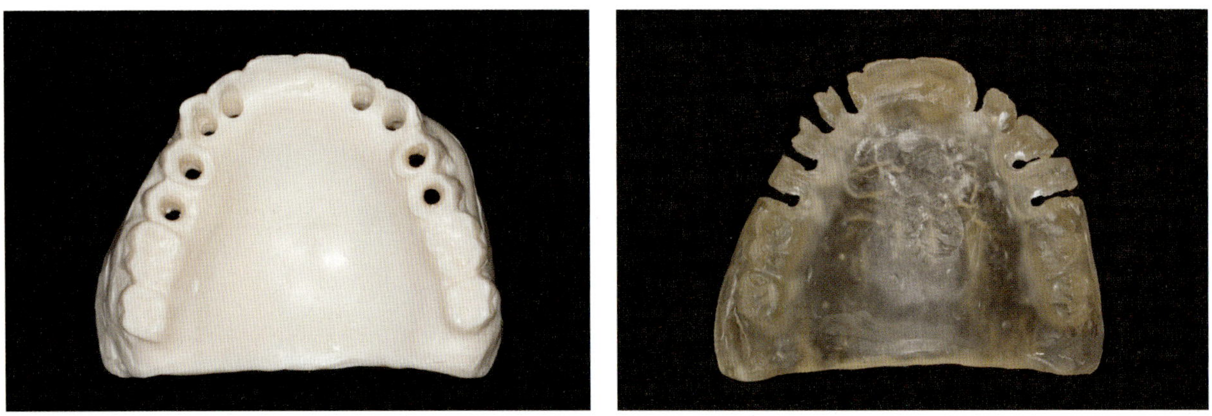

B

그림 9-2. **A,** Radiopaque stent for CT. **B,** Surgical stent.

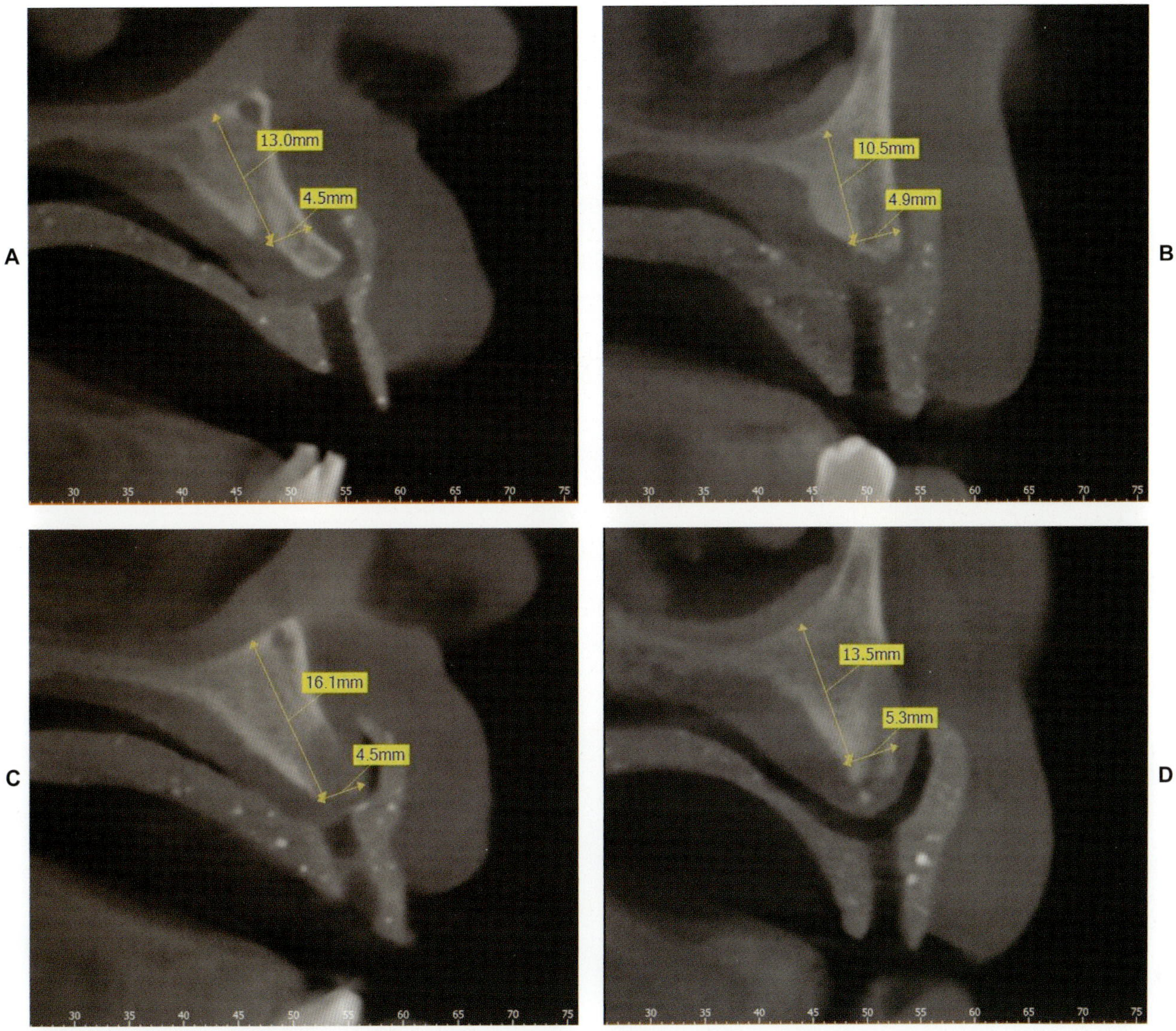

그림 9-3. Diagnosis. A, #11. B, #14. C, #21. D, #24.

수술 시 미리 제작해둔 수술용 스텐트를 이용하여 계획된 임플란트 식립 위치를 표시하고 절개를 시행하였으며, 판막을 거상한 뒤 환자의 골질을 고려하여 CT상에서 계획된 대로 가능한 평행하게 네 개의 덴티움 NR Line 임플란트를 식립한 뒤 cover screw를 연결하고 봉합을 시행하였다. 임플란트 식립 2개월 후 2nd OP를 진행하였다(그림 9-4).

상악 의치를 제작하기 위하여 모델링 컴파운드와 알지네이트를 이용해 예비인상을 채득하였고 진단모형을 제작하였다. 이후 진단모형을 이용하여 최종인상을 위한 개인 트레이를 제작하였다(그림 9-5).

구강 내에 multi abutment를 연결한 뒤 abutment level의 pick-up 인상을 채득하여 주모형을 제작하였다. 제작한 주모형으로 wax rim을 제작하였으며 jaw relation을 시행하였다(그림 9-5, 9-6).

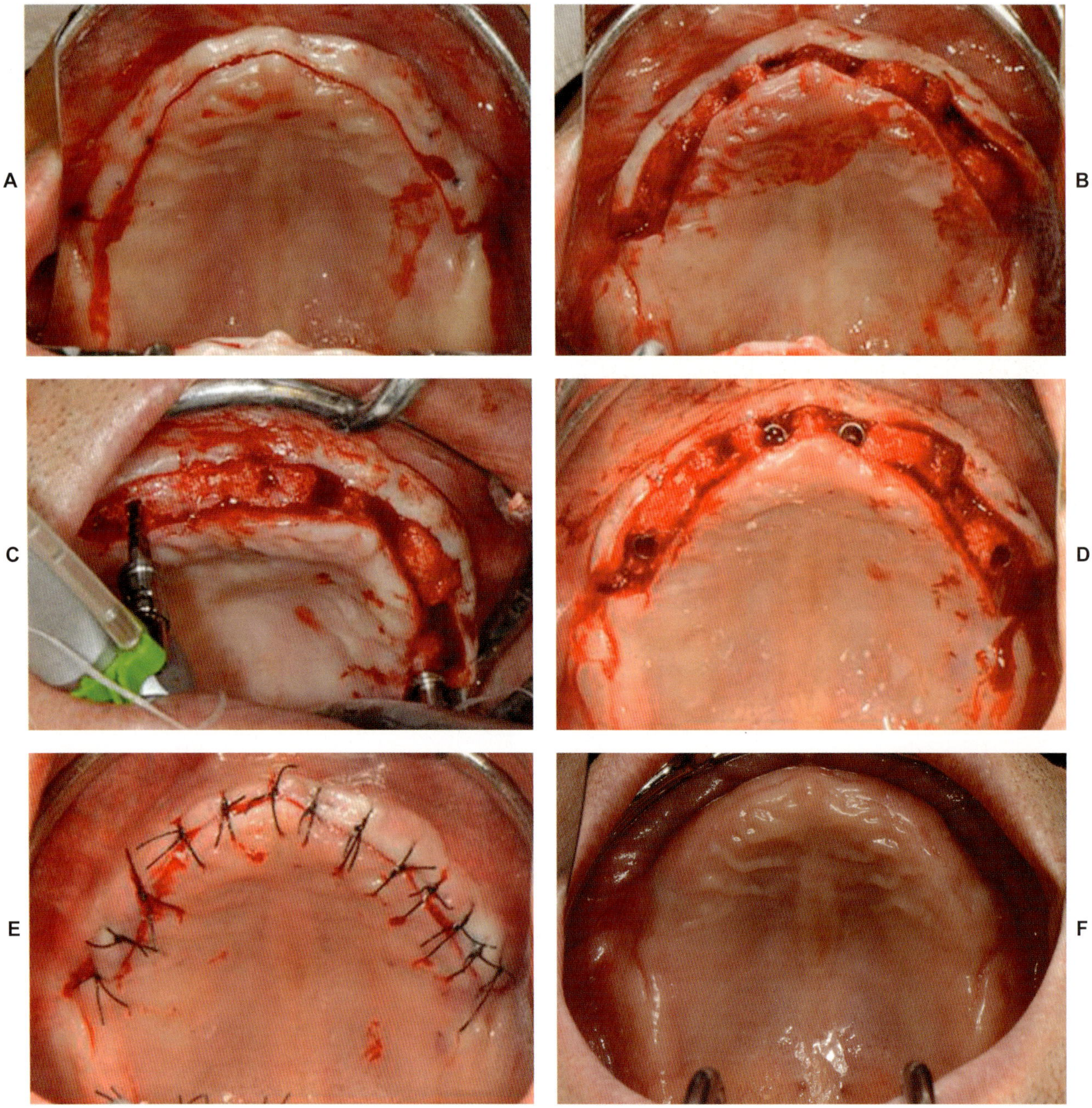

그림 9-4. Surgical procedure. **A,** Incision. **B,** Flap open. **C,** Implant placement. **D,** Insertion of implant. **E,** Suture. **F,** After healing.

A B C

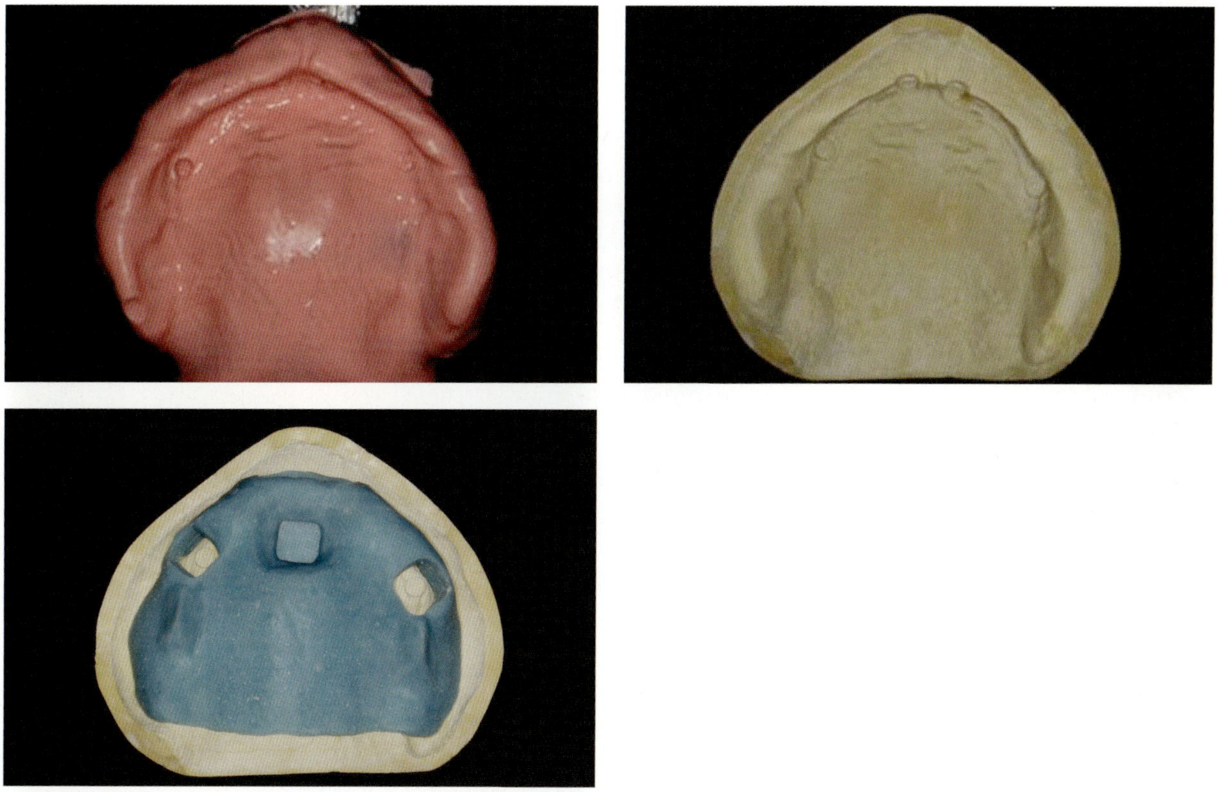

그림 9-5. Primary impression. **A,** Primary impression. **B,** Diagnostic cast. **C,** Individual tray.

A B C

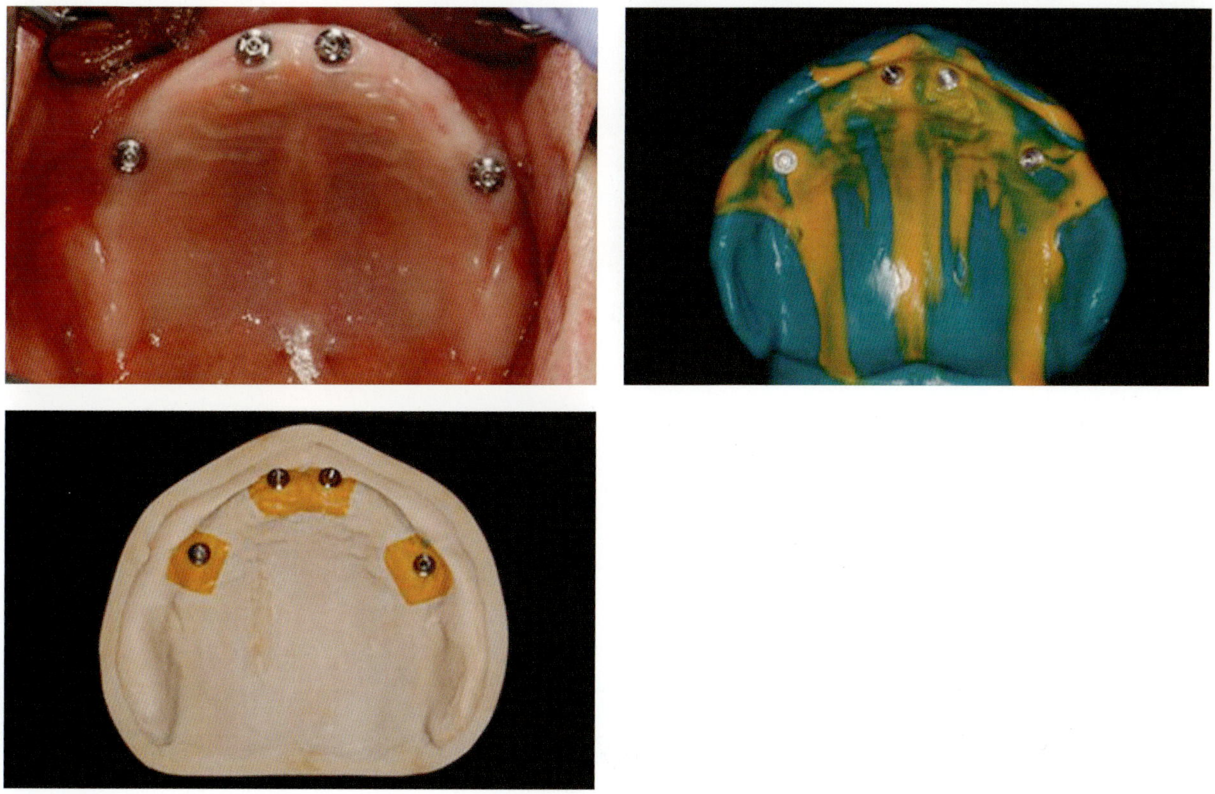

그림 9-6. Final impression. **A,** I/O with multi abutment. **B,** Final impression. **C,** Master cast.

Jaw relation을 통해 채득된 악간관계를 이용하여 상·하악의 주모형을 교합기에 마운팅하였으며 bar 디자인을 위한 공간을 평가하기 위해 치아배열을 시행하였다(그림 9-7).

A B C

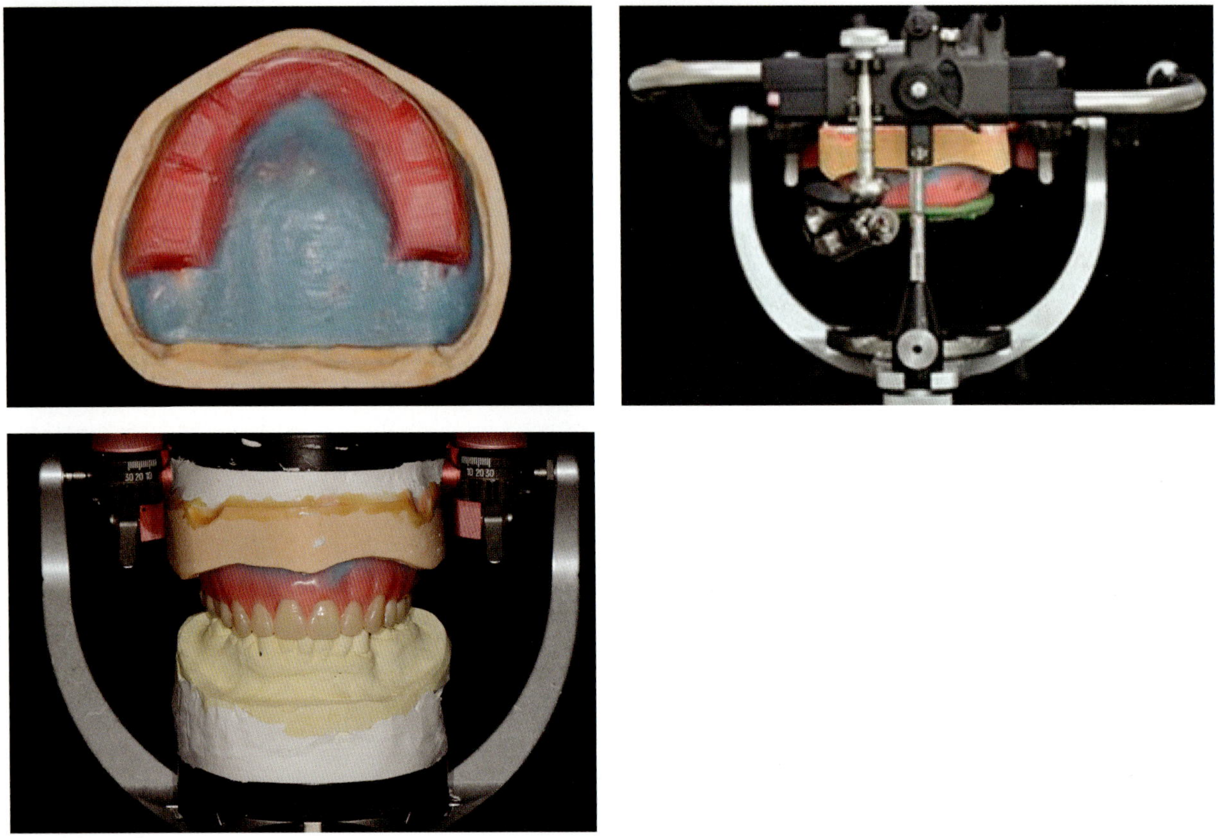

그림 9-7. Jaw relation and tooth arrangement. **A,** Wax rim. **B,** Facebow transfer. **C,** Tooth arrangement.

치아배열 후 주모형의 model scanning을 시행하였으며 얻어진 STL 데이터와 CAD를 활용하여 bar attachment를 디자인하였다. 디자인된 bar attachment를 resin pattern으로 출력하여 3차원적인 관계를 확인하였고 통상적인 주조과정을 거쳐 bar attachment를 완성하였다. 단, model scanning 전에 bar attachment를 연결하기 위한 UCLA abutment를 주모형에 적용해 주었다.

Bar attachment가 적용된 주모형에 hader bar를 장착하고 model scanning을 재시행하여 metal frame을 디자인하였다. CAD 상에서 디자인한 metal frame은 bar 제작과 동일한 방법을 통하여 완성하였다(그림 9-8, 9-9).

다음은 메탈 프레임까지 적용하여 형성된 wax denture의 모습이다(그림 9-10).

통법에 따라 wax denture를 레진 소성하여 최종 의치를 제작하였으며, 레진 소성 시에 의치 내면에 hader bar를 연결해주었다. 다음은 최종 보철물과 술후 구강 내 사진이다(그림 9-11, 9-12).

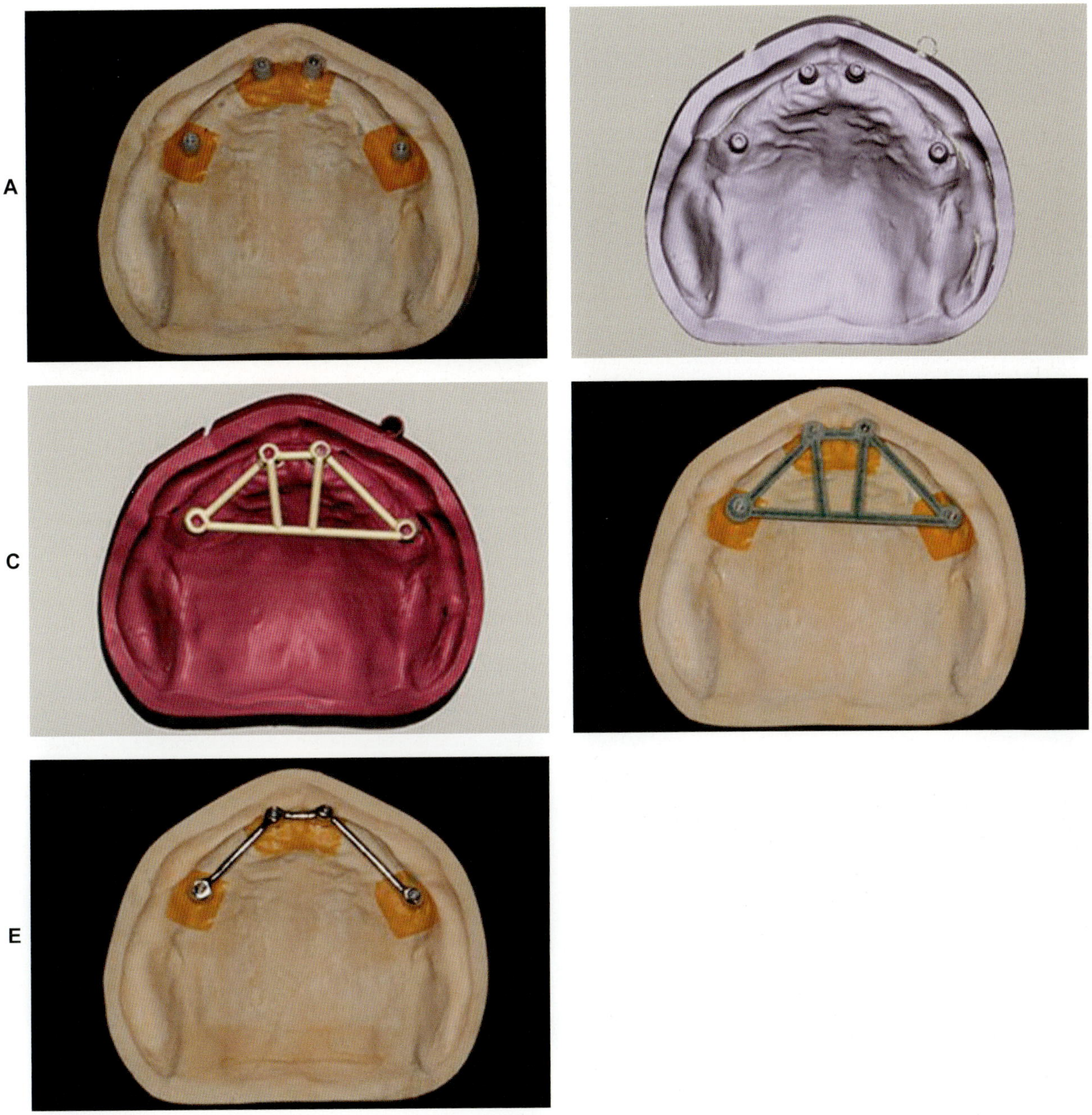

그림 9-8. Bar attachment fabrication. **A,** UCLA abutment. **B,** Model scanning. **C,** Design of bar attachment. **D,** Print of resin pattern. **E,** Bar attachment.

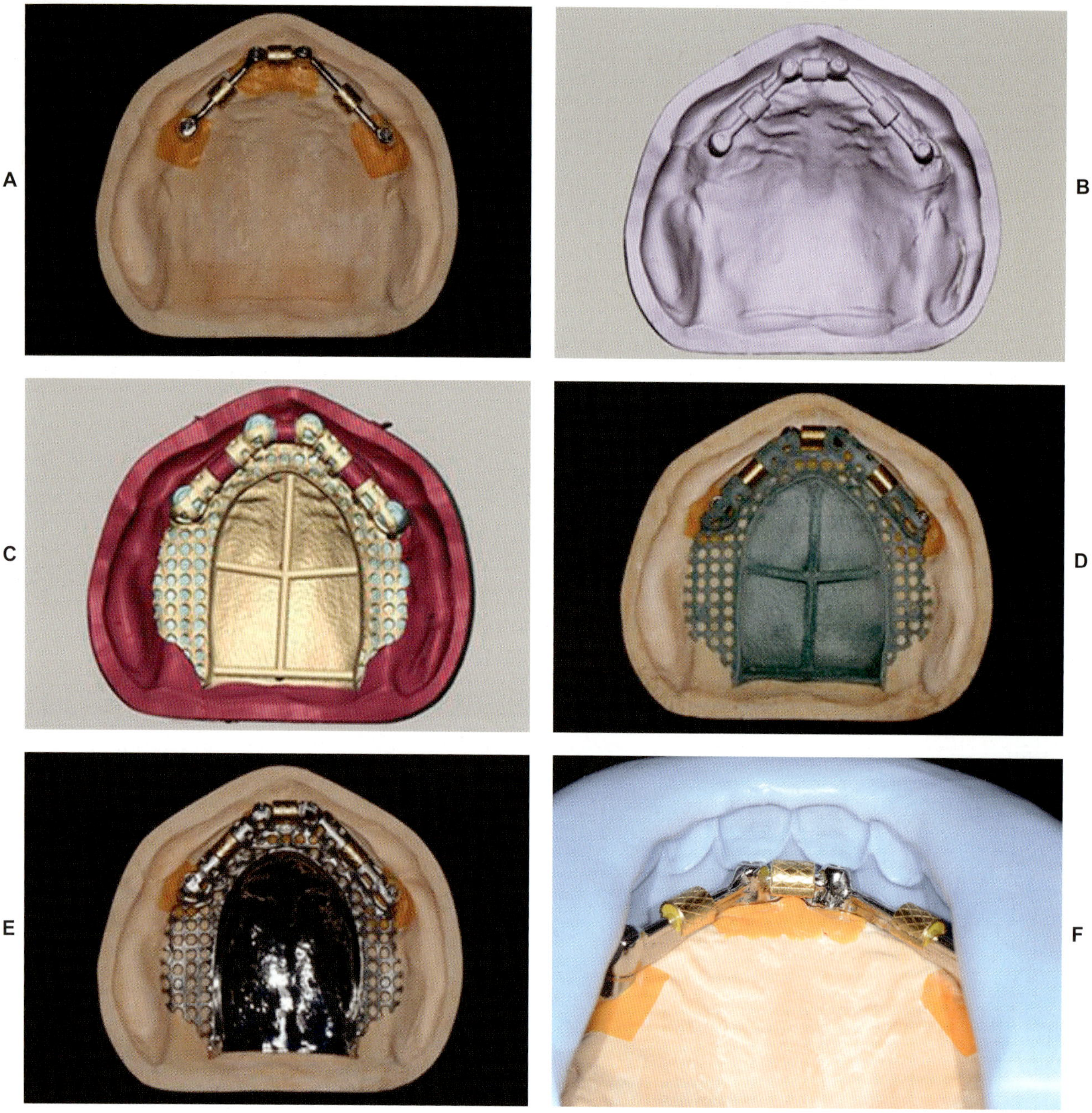

그림 9-9. Metal frame fabrication. **A,** Application of hader bar. **B,** Model scanning. **C,** Design of metal frame. **D,** Print of resin pattern. **E,** Metal frame. **F,** Putty index.

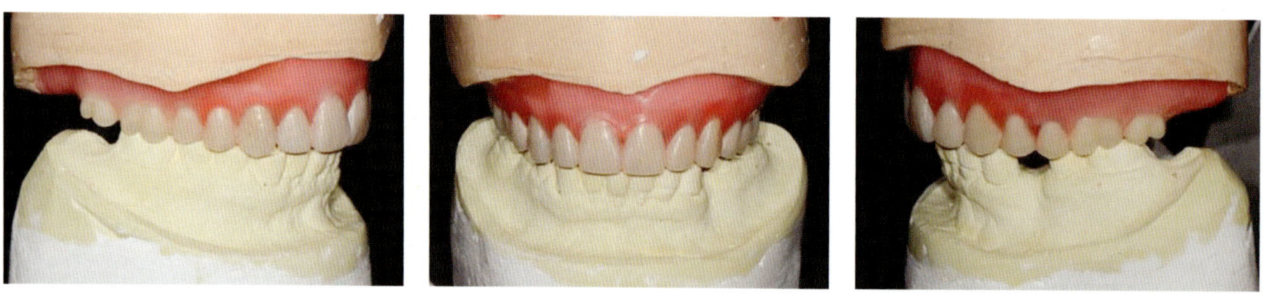

그림 9-10. Wax denture.

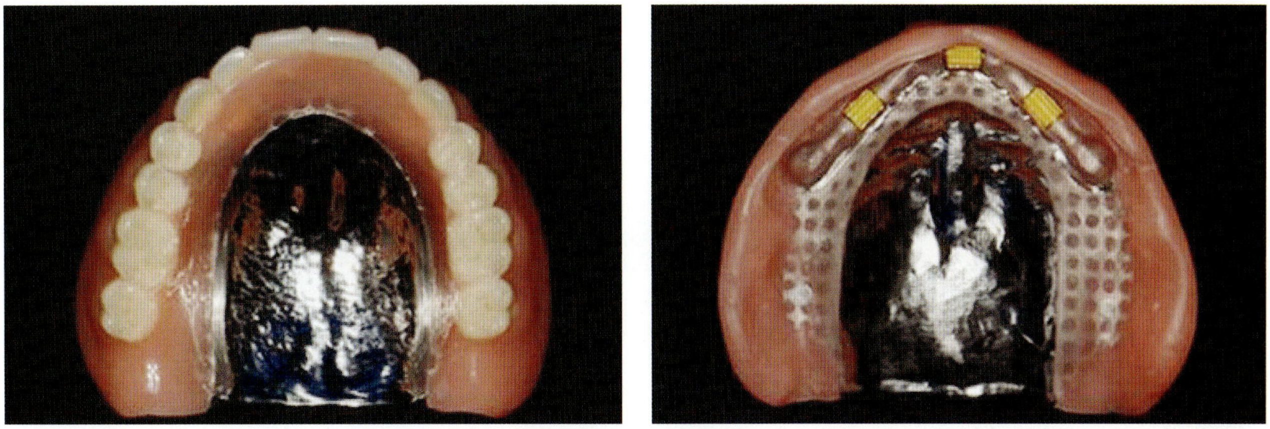

그림 9-11. Final prosthesis.

A

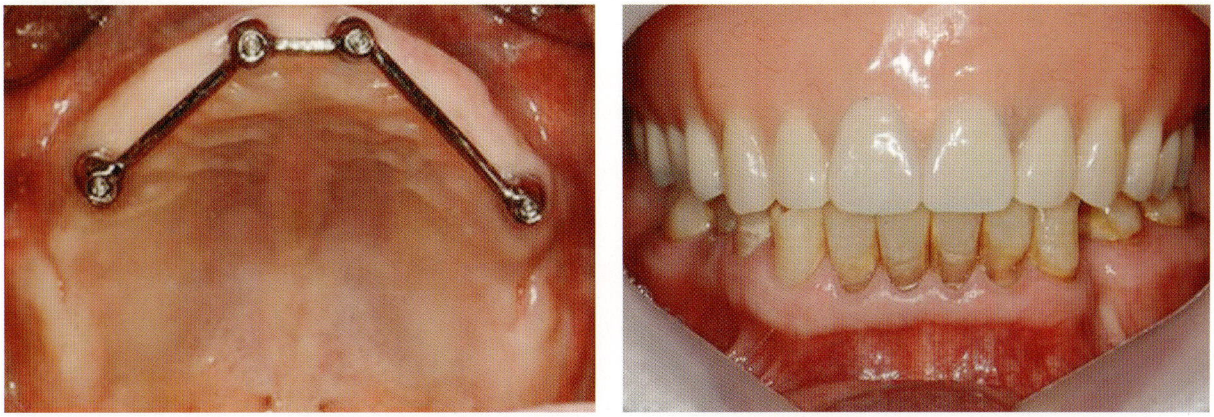

B

그림 9-12. Intral oral photo. **A,** I/O with bar attachment. **B,** I/O with maxillary overdenture.

상악 무치악 환자의 치료에 있어 4개의 임플란트 식립 후 splinted type으로 bar attachment를 이용하여 제작하였고, 환자의 전반적인 만족도가 개선되었으며 기능적인 향상도 보였다.

2) Non-splinted implant supported maxillary overdenture

이 환자는 기존 의치의 불편감을 주소로 본원에 내원하였으며 상악 완전무치악, 하악 부분무치악 상태였다. 술전 환자의 구내 사진과 파노라마 방사선 사진을 통하여 진단을 시행하였으며 의치의 안정과 기능의 회복을 돕기 위하여 상악에 non-splinted implant supported overdenture를 계획하였다(그림 9-13).

기존에 가지고 있던 상악 의치를 복제하여 임플란트 스텐트를 제작하였으며 촬영한 CT 영상을 이용한 진단을 통하여 총 4개 임플란트의 식립 위치를 결정하였다(그림 9-14, 9-15). 표시를 하고 절개를 시행하였으며, 판막을 거상한 뒤 환자의 골질을 고려하여 CT상에서 계획된 대로 최대한 평행하게 4개의 임플란트를 식립한 뒤 cover screw를 연결하고 봉합을 시행하였다. 마지막 사진은 두 달 이후 2nd OP를 시행하여 healing abutment가 연결된 모습이다(그림 9-16). Healing abutment를 체결한 뒤 상악 의치 제작을 위하여 컴파운드와 알지네이트를 이용하여 예비인상을 시행하였고 진단 모형을 제작했다(그림 9-17).

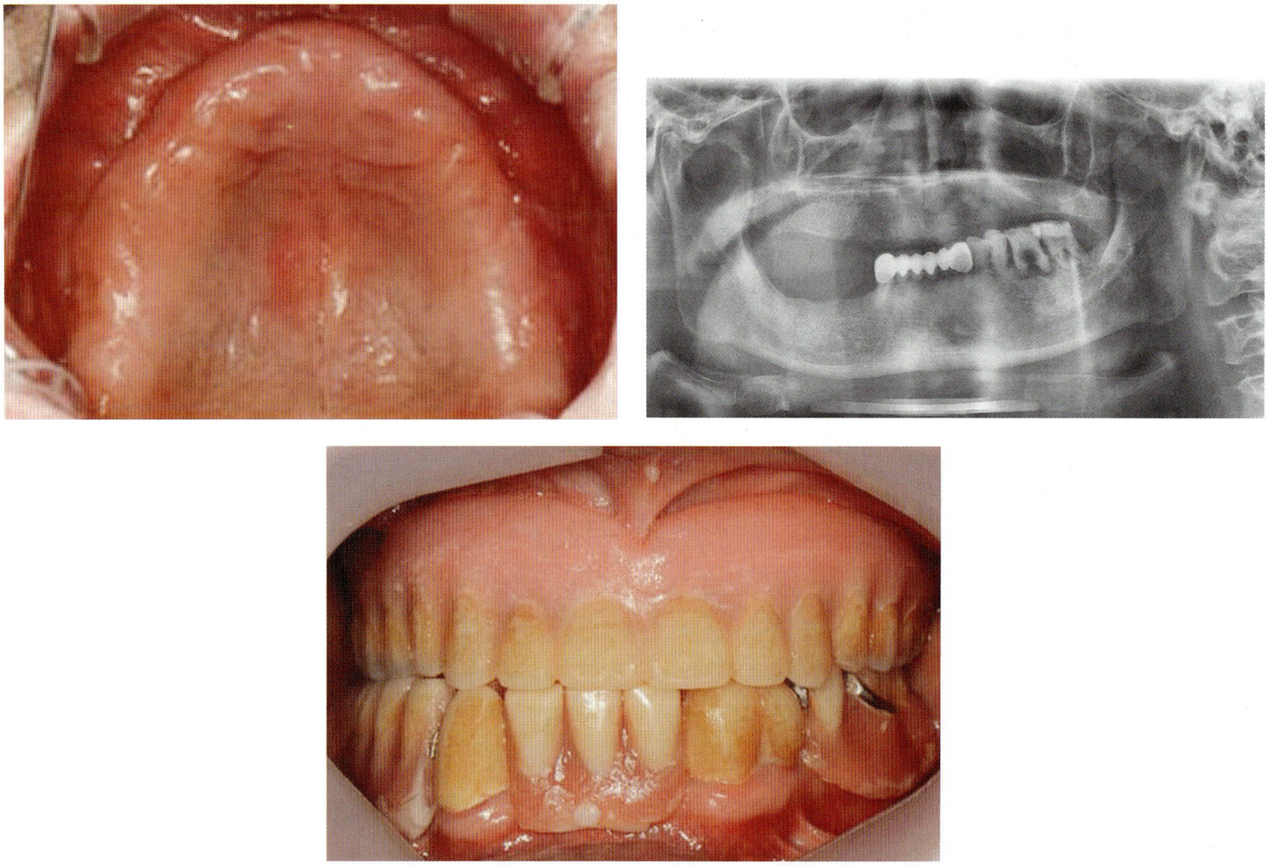

그림 9-13. Pre-treatment intraoral and, panoramic view.

A

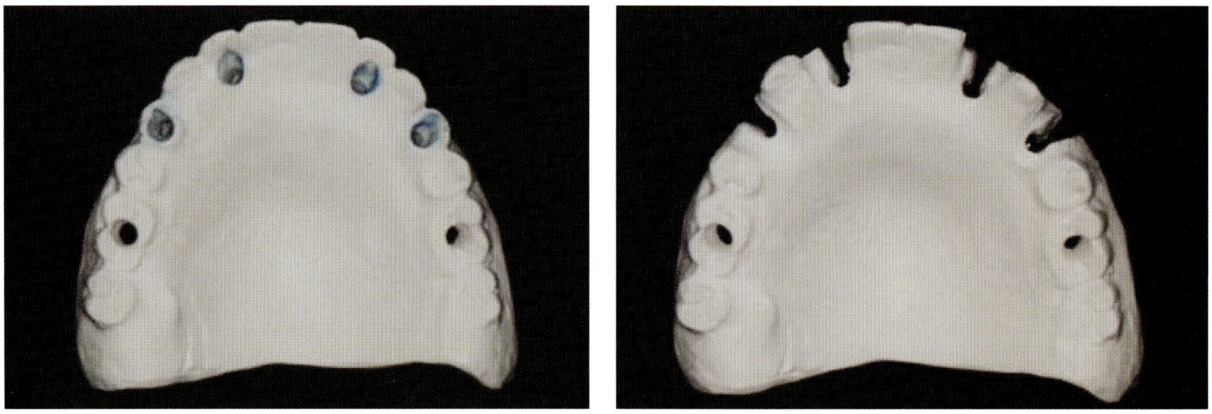

B

그림 9-14. A, Radiopaque stent for CT. B, Surgical stent.

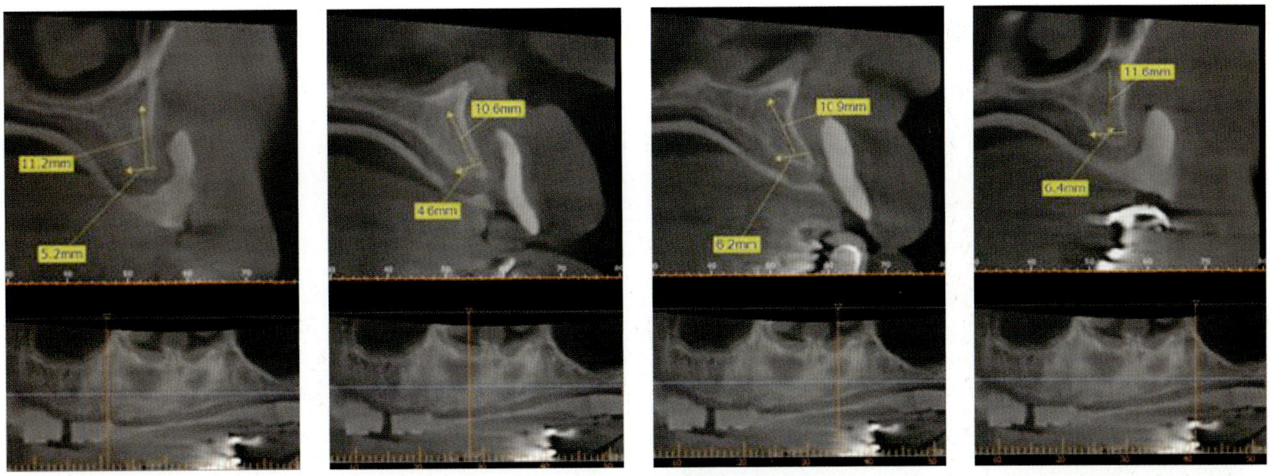

그림 9-15. Diagnosis. **A,** #11. **B,** #14. **C,** #21. **D,** #24.

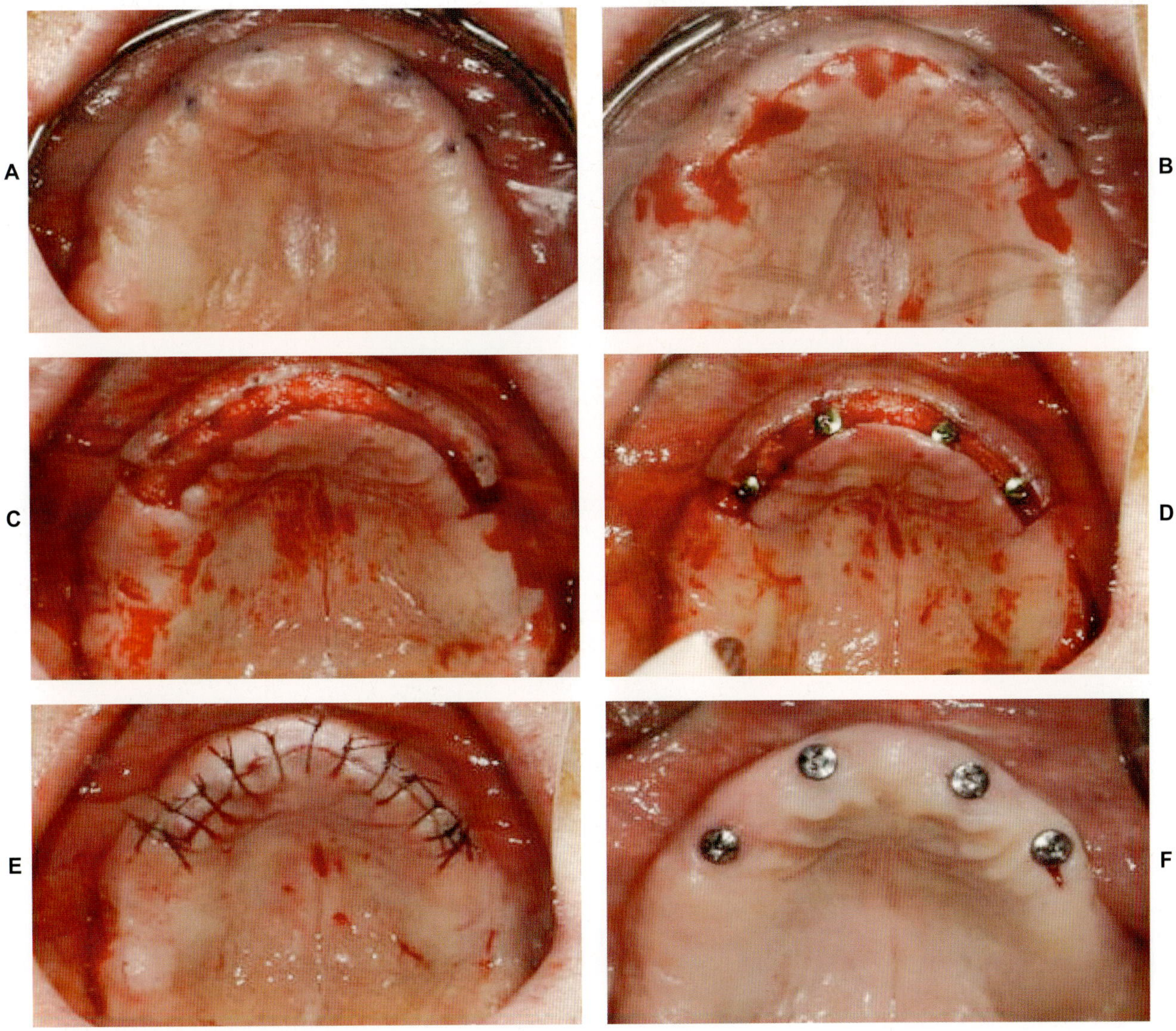

그림 9-16. Surgical procedure. **A,** Point of implant position. **B,** Incision. **C,** Flap open. **D,** Insertion of implant. **E,** Suture. **F,** 2nd OP.

A B C

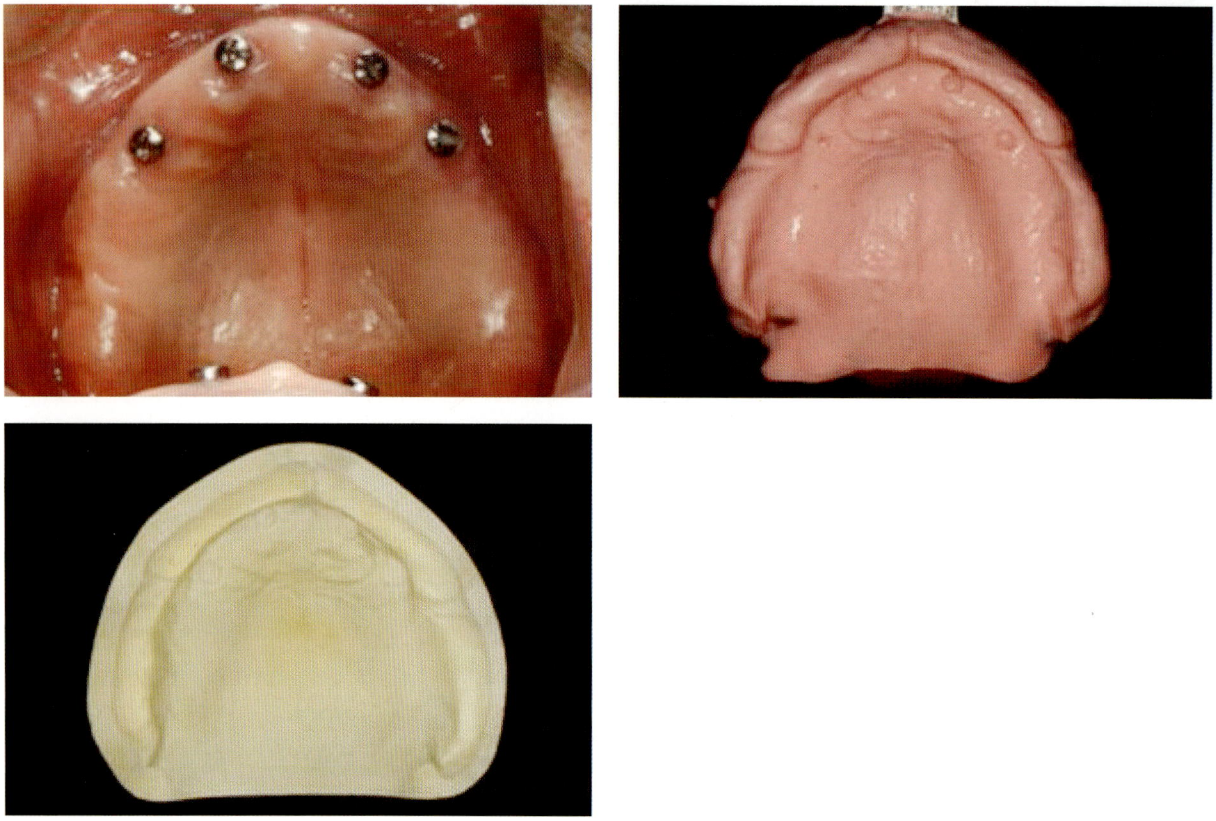

그림 9-17. Primary impression. A, I/O view. B, Primary impression. C, Diagnostic cast.

진단모형을 통해 제작한 개인트레이와 Aquasil Ultra LV(Dentsply®)를 이용하여 최종인상을 시행하였고 boxing을 통하여 주모형을 제작하였다. 제작한 주모형으로 record base와 wax rim을 제작하였으며 환자의 구강 내에서 jaw relation을 시행하였다(그림 9-18). 이후 jaw relation을 통해 채득된 상·하악의 악관관계를 통해 상·하악의 주모형을 교합기에 마운팅하였고 치아배열을 시행하였다(그림 9-19).

A B

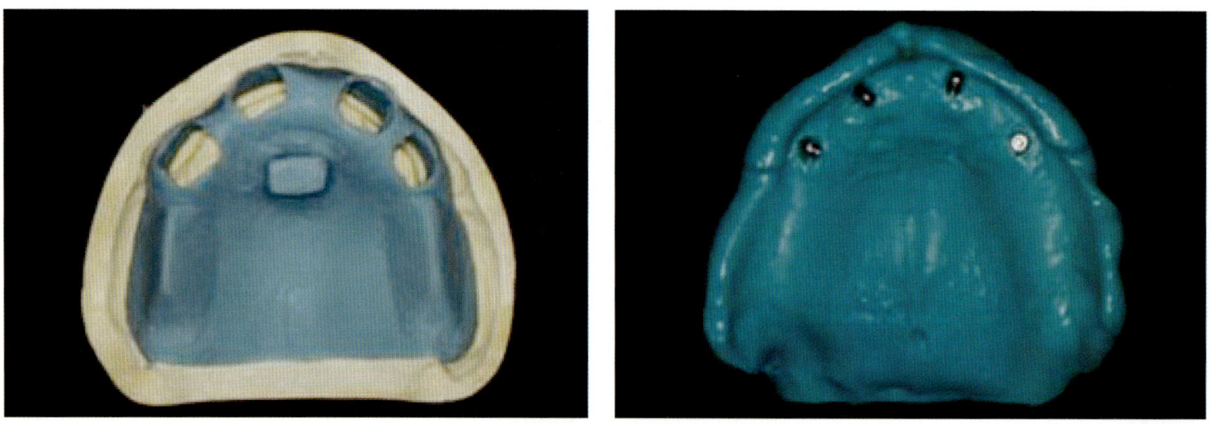

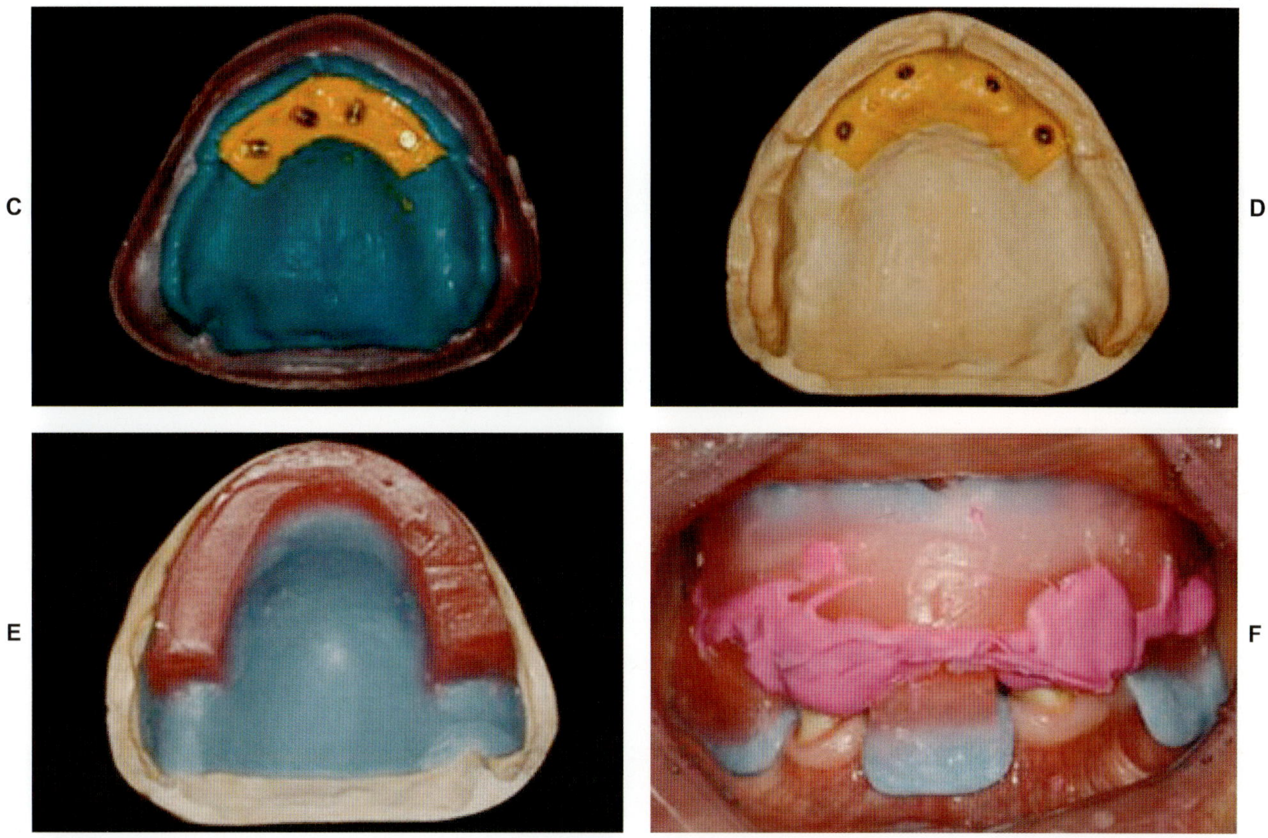

그림 9-18. Final impression and Jaw relation. **A,** Individual tray. **B,** Final impression. **C,** Boxing. **D,** Master cast. **E,** Wax rim. **F,** Jaw relation.

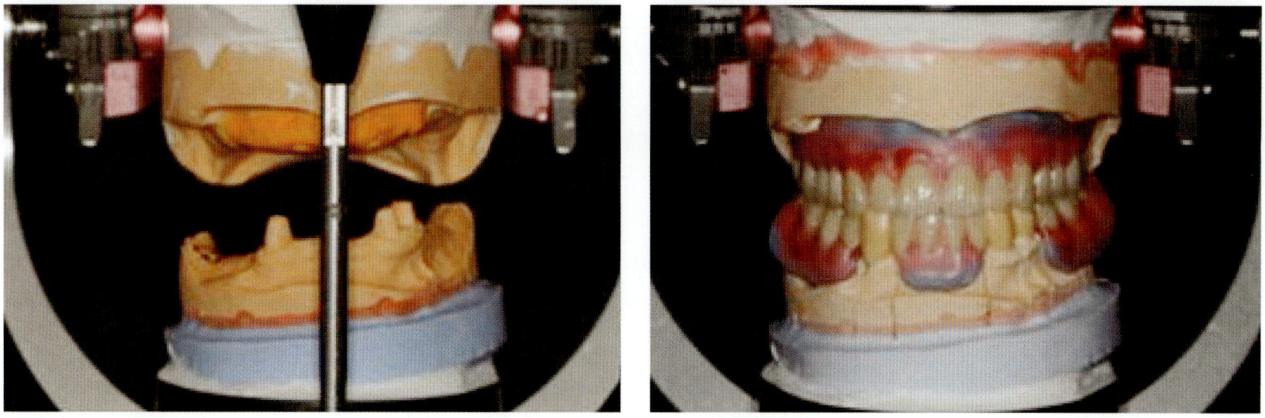

그림 9-19. Tooth arrangement.

치아 배열 후 주모형에 spacer를 적용하고 model scanning을 시행하였으며 얻어진 STL 데이터와 CAD를 활용하여 metal frame을 디자인하였다. CAD상에서 디자인한 metal frame을 resin pattern으로 출력한 후, putty 인상재를 이용하여 인기한 치아 배열 인덱스를 이용하여 spacer, 인공치, resin pattern 간의 위치관계를 미리 확인하여 각각의 3차원적인 위치가 중첩되지 않는 것을 확인한 뒤 metal frame을 제작한다(그림 9-20).

A B C D E F

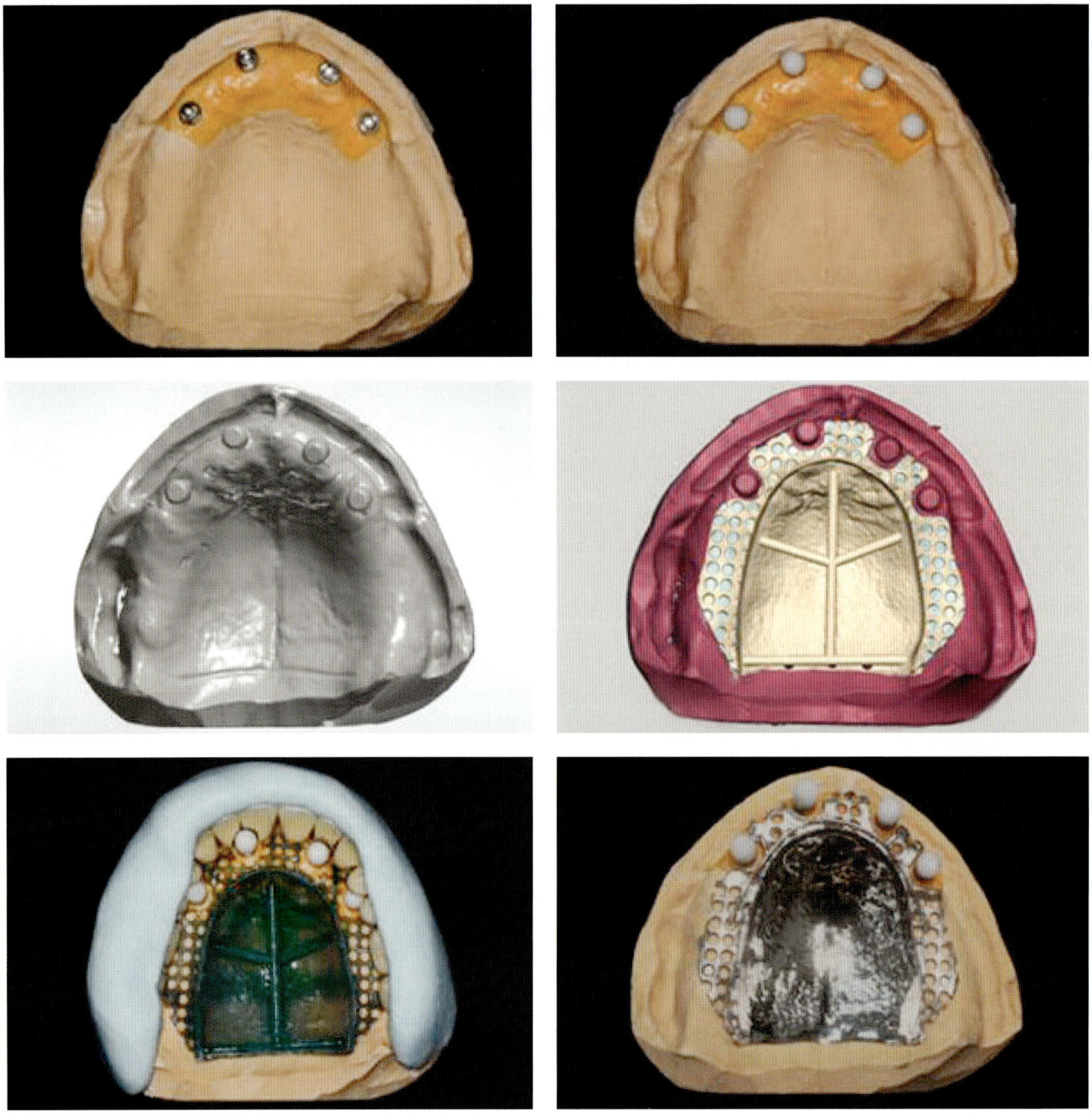

그림 9-20. Metal frame fabrication. **A,** Master cast. **B,** Application of spacer. **C,** Model scanning. **D,** Design of metal frame. **E,** Print of resin pattern. **F,** Metal frame.

다음은 메탈 프레임까지 적용하여 형성된 Wax denture의 모습이다(그림 9-21).

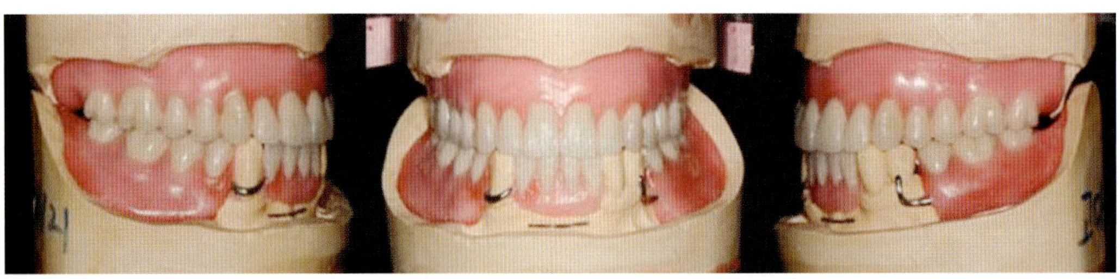

그림 9-21. Wax denture.

Attachment를 의치 내면에 연결해줘야 하는데 우선은 구강 내에 식립되었던 임플란트에 ball attachment를 연결하고 spacer를 적용하여 의치 내면에 충분한 공간이 relief되었는지 확인해야 한다. 공간이 충분하다고 생각되면 spacer를 제거하고 female을 ball attachment에 연결한 뒤 Quicksflow를 이용하여 female과 임플란트 사이의 언더컷 부위에 block out을 시행한다. 이때 언더컷이 제대로 relief되지 않을 경우 의치의 구강 내 제거가 어려울 수 있으므로 주의한다. Relief가 되면 의치 내면의 hole과 구강 내 임플란트 주변에 모두 레진을 도포해주고 closed mouth technique을 통하여 attachment connection을 시행한다(그림 9-22).

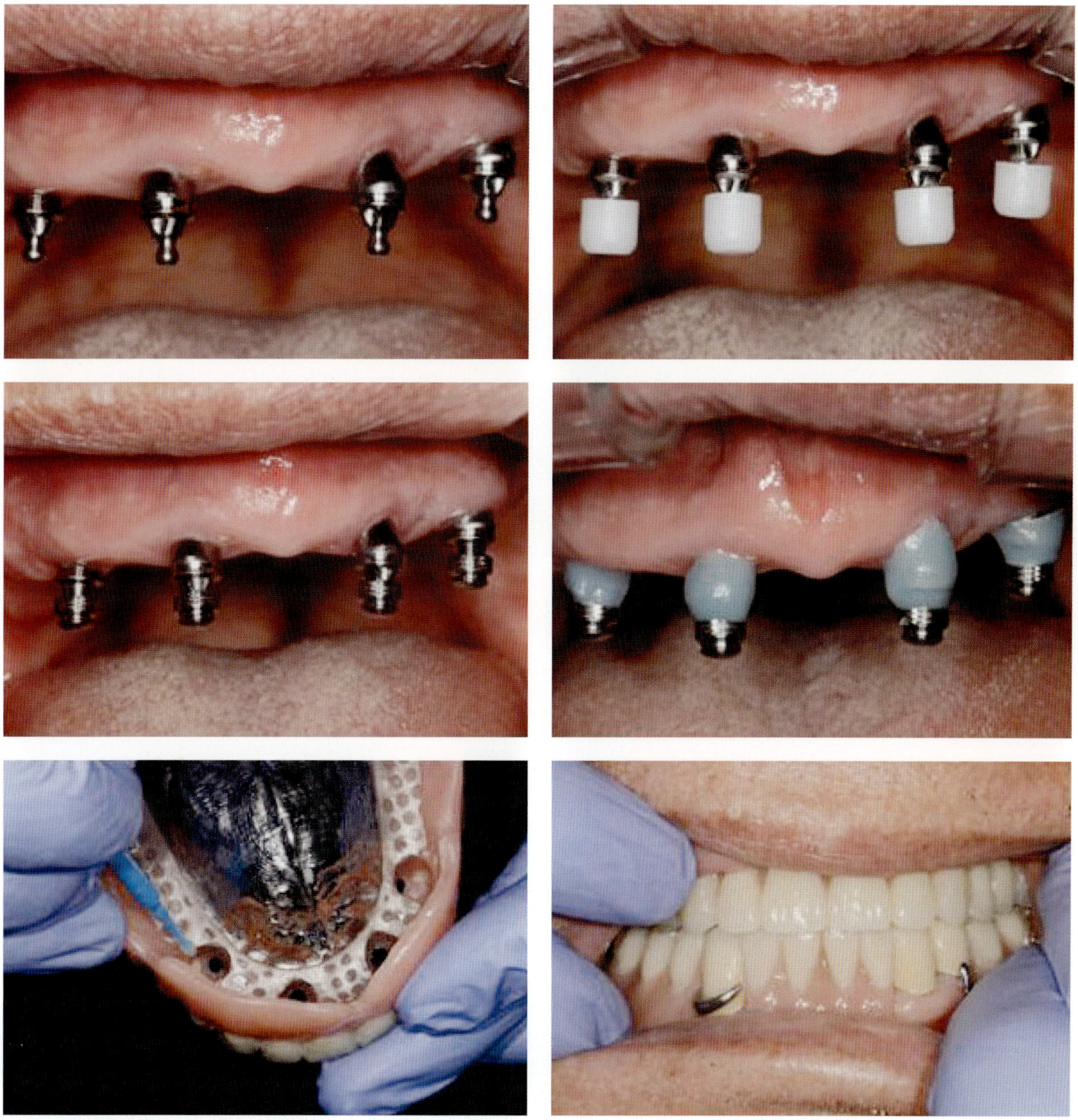

그림 9-22. 직접법으로 attachment의 부착. **A,** Ball attachment. **B,** Spacer. **C,** Female. **D,** Relief. **E,** Application of resin. **F,** Closed mouth technique.

다음은 최종적으로 만들어진 ball attachment를 이용한 상악 overdenture의 외면과 내면의 모습이다(그림 9-23).

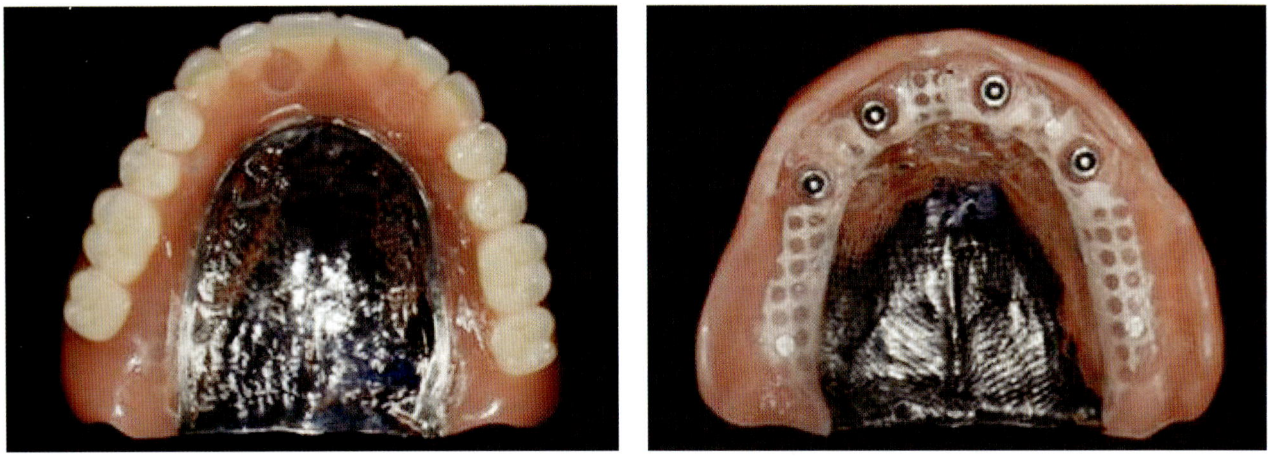

그림 9-23. 완성된 implant overdenture.

3) 결론

상악 무치악 환자의 치료에 있어 overdenture의 사용이 통상적인 총의치의 사용보다 훌륭한 예지성을 보이는지에 대한 충분한 연구나 과학적인 근거는 아직 부족한 실정이나 4개의 임플란트 식립 후 non-splinted type으로 ball attachment를 이용하여 제작한 본 상악 overdenture 증례에서 환자의 전반적인 만족도가 개선되었으며, 보다 정확한 예후 판단을 위해서는 장기간의 관찰이 필요할 것으로 보인다.

참고문헌

1. The McGill consensus statement on overdentures. Quintessence Int 2003;34:78-79.
2. Goodacre CJ, Bernal GB, Rungcharassaeng K, Kan JYK: Clinical complications with implants and implant prostheses. J Prosthet Dent 2003;90:121-132.
3. Bryant SR, MacDonald-Jankowski D, Kim K: Does the type of implant prosthesis affect outcomes for the completely edentulous arch? Int J Oral Maxillofac Impl 2007;22(Suppl):117-139.
4. Raghoebar GM, Meijer HJ, Slot W, Slater JJ, Vissink A: A systematic review of implant-supported overdentures in the edentulous maxilla, compared to the mandible: how many implants? Eur J Oral Implantol 2014;7 Suppl 2:S191-S201.
5. Klemetti E: Is there a certain number of implants needed to retain an overdenture? J Oral Rehabil 2008;35:80-84.
6. Stoumpis C, Kohal RJ: To splint or not to splint oral implants in the implant-supported overdenture therapy? A systematic literature review. J Oral Rehabil 2011;38:857-869.

7. Cehreli MC, Karasoy D, Kökat AM, Akça K, Eckert S: A systematic review of marginal bone loss around implants retaining or supporting overdentures. Int J Oral Maxillofac Implants 2010;25:266-277.
8. Andreiotelli M, Att W, Strub JR: Prosthodontic complications with implant overdentures: a systematic literature review. Int J Prosthodont 2010;23:195–203.
9. Zitzmann N, Marinello CP: Treatment outcomes of fixed or removable implant-supported prostheses in the edentulous maxilla. Part 1: Patients' assessments. J Prosthet Dent 2000;83:424-433.
10. Osman RB, Payne A, Ma S: Prosthodontic maintenance of maxillary implant overdentures: a systematic literature review. Int J Prosthodont 2012;25:381-391.
11. Dudley J: Maxillary implant overdentures: current controversies. Aus Dent J 2013;58:420–423.

10 Implant Overdenture의 교합

교합학의 발전은 1800년대 초부터 현재까지 200년 가까이 이어져 왔다. 초창기 Gariot, Balkwill, Bonwill 등의 선구자들이 닦은 초석 위에서 시작되어 현재까지 큰 발전을 이루었다. 교합의 개념은 매우 다양하지만 그 주된 관심사가 과거에는 technical하고 biomechanical한 원칙에 있었다면, 현재는 좀 더 biologic하고 환자의 행동양태를 이해하는 원칙에 주안점을 두는 방향으로 변화하고 있다.

1 Ideal occlusion

Ideal occlusion은 교합치료가 지향하는 궁극의 목표라 할 수 있다. 많은 교합이론 중에서 현재 대부분의 치과의사가 받아들일 수 있는 대표적인 ideal occlusion이라고 할 수 있는 교합양식은 bilateral balanced occlusion, mutually protected occlusion이며, mutually protected occlusion은 group function과 canine protected occlusion으로 나눌 수 있다(그림 10-1~10-3).

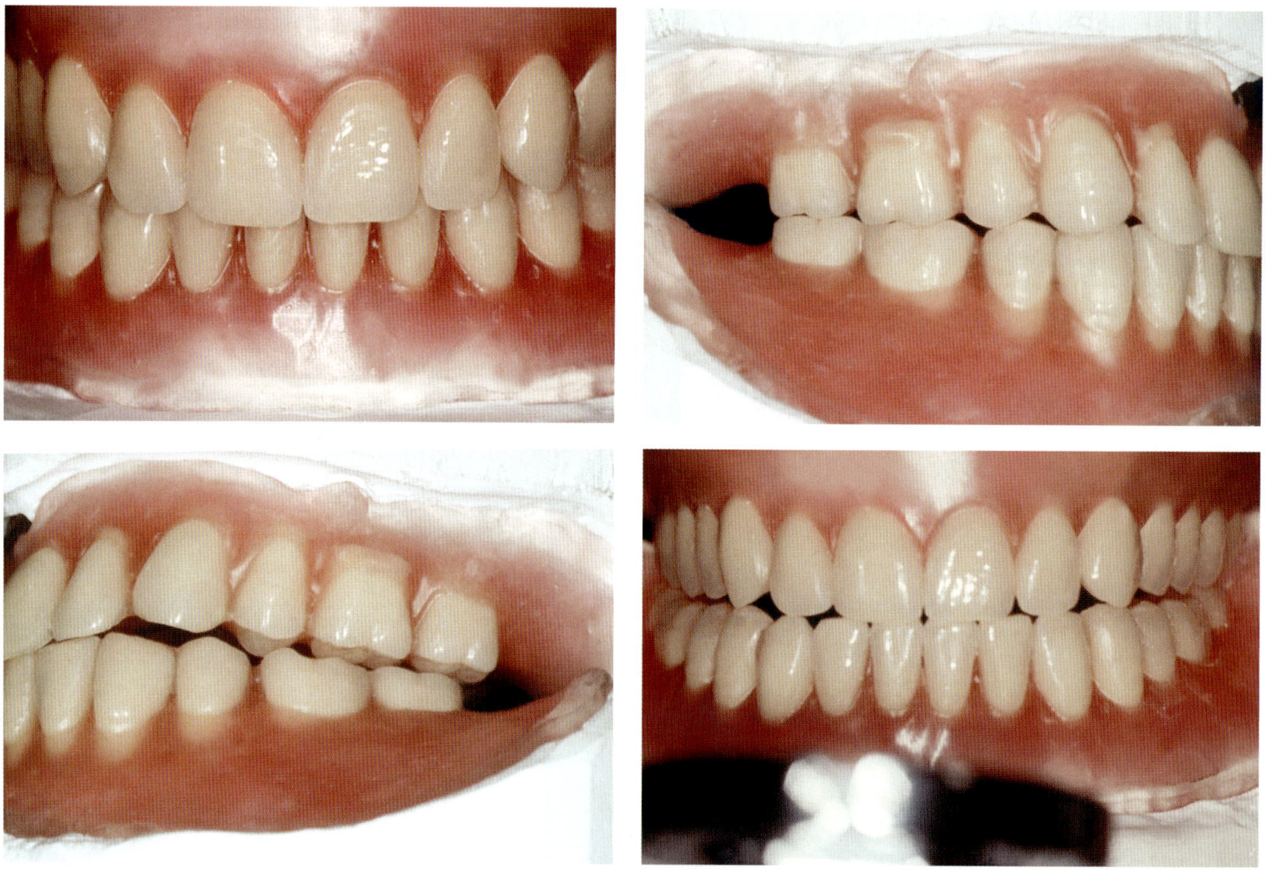

그림 10-1. Balanced occlusion.

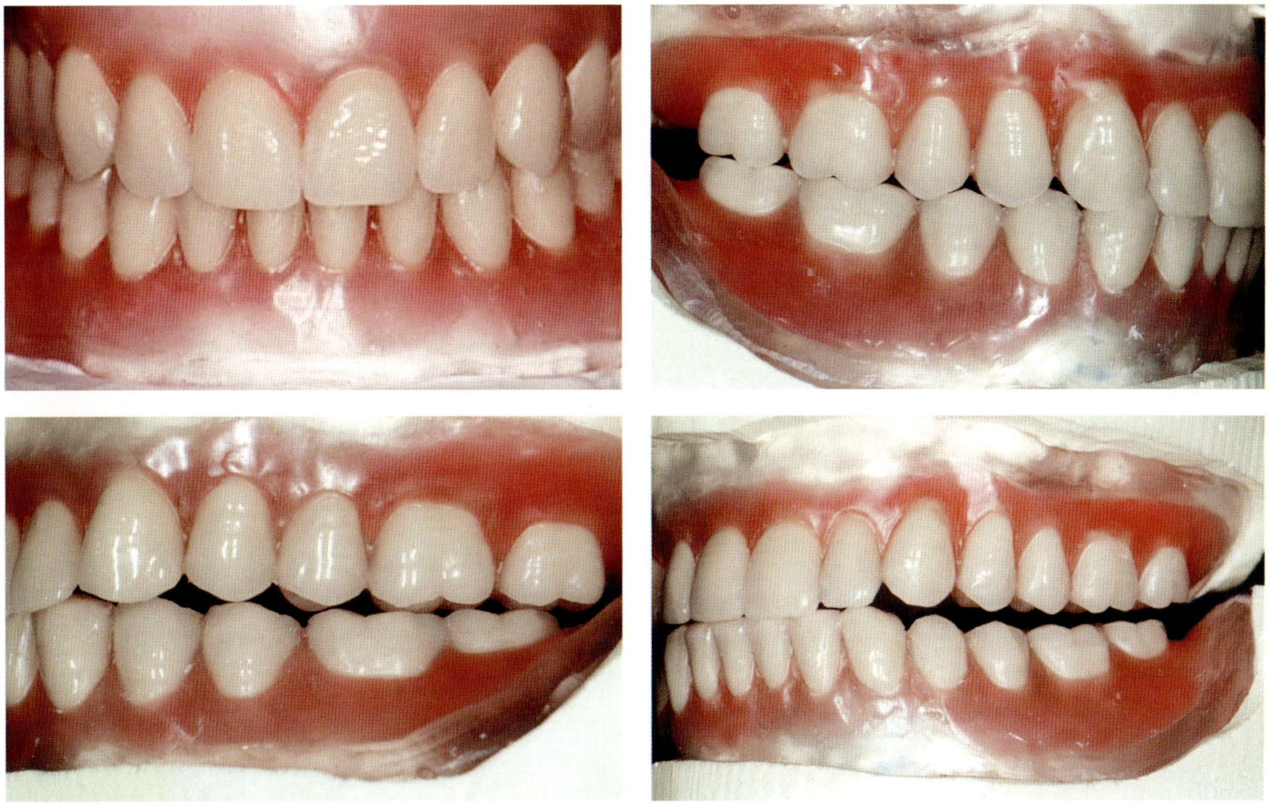

그림 10-2. Group function.

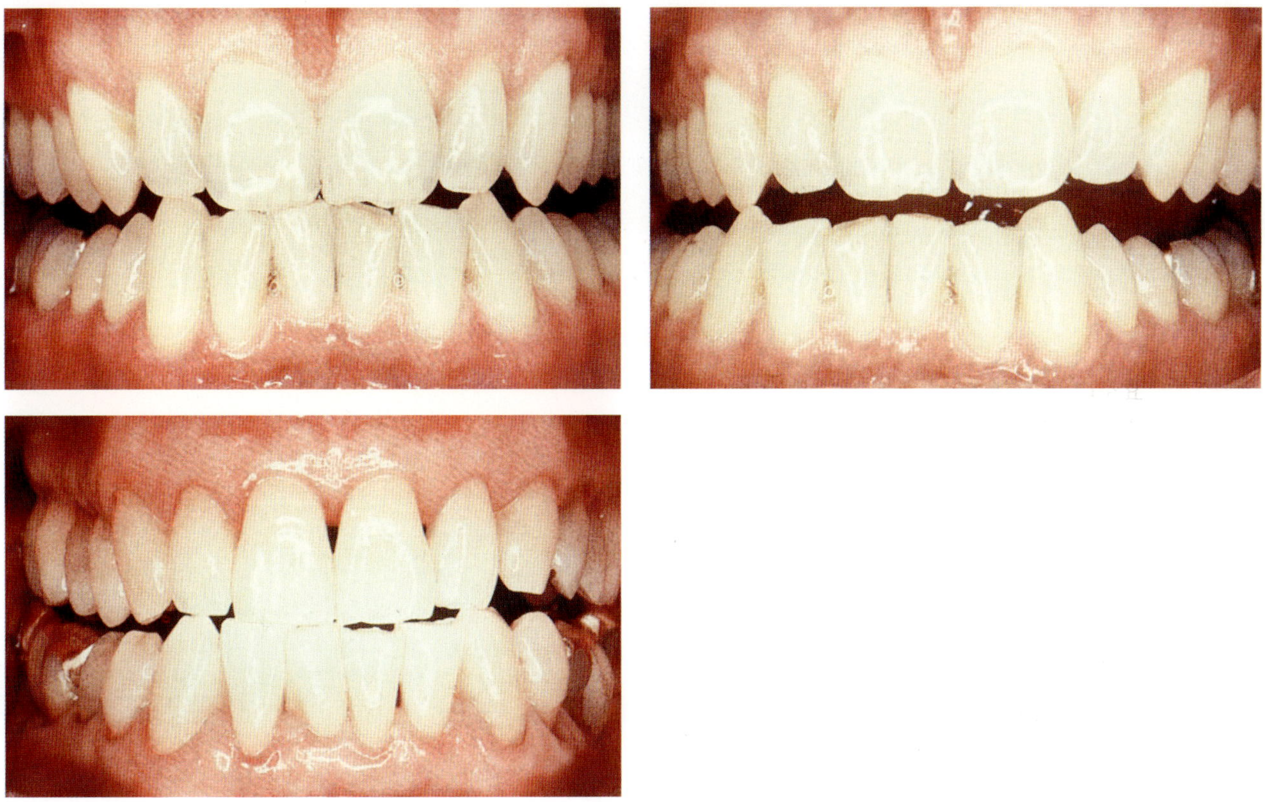

그림 10-3. Canine protected occlusion.

Bilateral balanced occlusion은 가장 오래된 교합개념이지만 현대인에게 일반적으로 발견되는 교합형태는 아니고, 역사적으로 마모가 매우 심한 호주의 원주민에서 주로 발견되었다. 최대 교두 접촉 시와 하악의 비중심위 운동 시 모든 치아가 접촉하는 교합으로 총의치 제작에 이상적이며, 대합치가 총의치이거나 implant overdenture에서도 사용되고 있다. Mutually protected occlusion은 중심위에서는 후방치아가 전치부를 보호하고 전방운동 시에는 전치부가 후방치아를 보호하는 형태의 교합양식이다. Group function occlusion은 측방운동 시 작업측 치아의 모든 협측교두가 서로 접촉되고 비작업측은 접촉되지 않는 형태를 말하며, canine protected occlusion은 측방운동 시 견치에서만 접촉이 일어나는 형태를 말한다.

이 교합양식은 그 장점에 따라 각각 가철성 보철치료, 고정성 보철치료 등에 널리 사용된다. 그러나 이런 대표적인 교합양식 이외에도 많은 치과의사들은 서로 다른 다양한 교합개념을 이용하여 성공적으로 보철수복이나 교합치료를 수행하고 있으며, 실제로 자연치열에서 완전히 ideal occlusion이라고 하는 양태를 가진 사람을 보기는 매우 어렵다. 또 이상적인 교합양식에서 꽤 벗어난 양태를 가진 경우에도 어떠한 문제도 일으키지 않는 경우가 대부분이며, 이러한 경우 치과의사의 개입이 필요하지 않는 생리적으로 안정된 상태를 유지하고 있게 된다.

그러면 어떤 교합양식이 가장 좋은 것인가 하는 의문을 제기할 수 있을 것이다. Klinberg 등(2007)은 교합양식의 design과 교합형태는 임상적 경험을 바탕으로 발전하는 것이지 어떤 특정한 이론이나 형태가 가장 좋다라고 단정할 만한 어떤 근거도 없다고 하였고, Taylor 등(2005)도 그러한 과학적 근거는 없다고 하였다.

가장 좋은 교합양식은 결정할 수 없지만, 교합치료를 시행할 때 그 근거가 되는 원칙은 여러 연구자들이 제시하고 있다. Carlsson(2009)은 세 가지 원칙을 정하였는데, 첫째, 적절한 vertical facial height와 둘째, maximal intercuspation 상태에서 양측성으로 잘 분산된 접촉관계, 셋째, 하악 운동 시 막힘이나 방해 없는 움직임 등이다. Gross(2008)도 적절한 occlusal vertical dimension, posterior support, eccentric, 또는 anterior guidance의 확립이 교합의 원칙을 구성하는 필수 요소라고 하였다.

적절한 occlusal vertical dimension의 확립은 악구강계의 근신경계의 안정, 심미성, 안정적 하악 운동 등의 기초가 되므로 모든 교합치료가 시작되는 기준점의 하나가 된다. Posterior support는 이런 vertical dimension의 유지에 기여하며, 기능적, 비기능적 운동에서 발생되는 대부분의 교합압을 지탱하는 역할을 한다. 그러나 posterior support가 반드시 molar support를 지칭한다는 주장에는 다소 이론의 여지가 있다(그림 10-4). Witter 등(2001)은 9년 동안 74명의 환자에서 interdental spacing, intercuspal position에서 anterior teeth의 occlusal contacts, overbite, occlusal tooth wear, alveolar bone support 등으로 평가하였는데, 소구치까지만 있는 교합, 즉, shortened dental arch가 molar support가 있는 악궁에 비해

occlusal stability의 차이가 없다고 하였다(그림 10-5). 또, Öwall 등(1996)은 shortened dental arch에서 환자의 저작기능 만족도는 90% 가까이 되며(그림 10-6), Aras 등(2009)도 객관적인 저작기능이 가철성 의치를 수복해준 경우와 큰 차이가 없다고 하였다. 이러한 면으로 볼 때, posterior support는 필요하지만 반드시 molar support로 수복해야 하는 것은 아니라고 할 수 있다(그림 10-7).

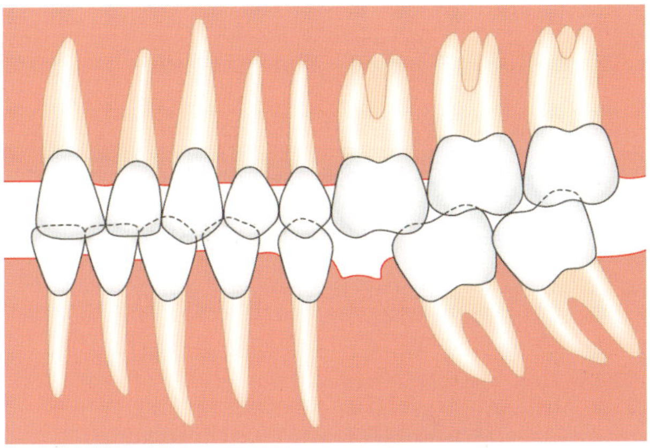

그림 10-4. Posterior support는 교합안정에 중요한 요소이다.

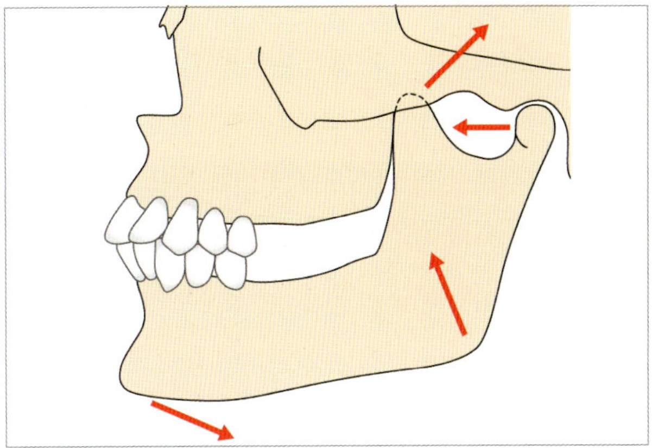

그림 10-5. Molar support가 없는 악궁에서도 occlusal stability는 안정적인 경우가 많다.

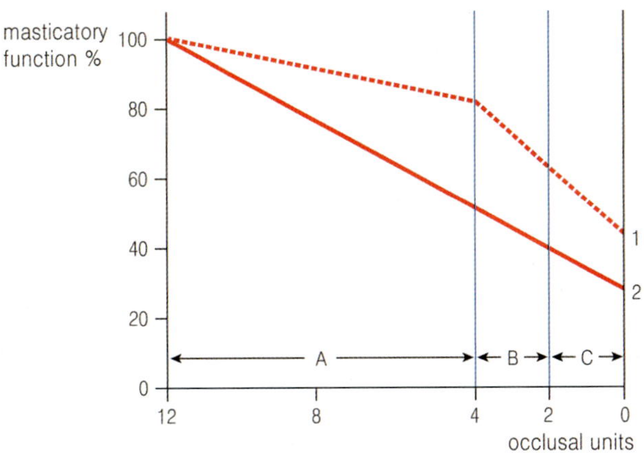

그림 10-6. Shortened dental arch의 저작 만족도(Öwall 등 1996).

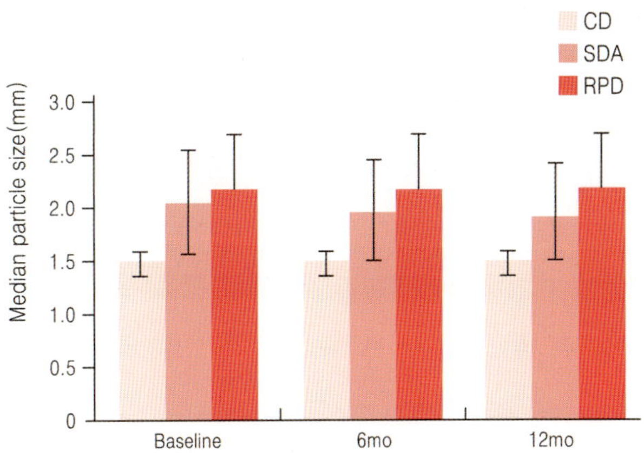

그림 10-7. Shortened dental arch와 총의치 및 국소의치의 객관적 저작능력 비교(Aras 등 2009).

하악의 측방운동 시 guidance의 원칙은 mutual protection이다. 이 원칙은 근신경계의 보호 작용, 기계적으로 유리한 lever action, overloading이나 측두 하악 장애를 일으킬 수 있는 가능성을 최소화할 수 있는 개념으로 받아들이고 있다. 특히 임플란트 교합에서 치아와 임플란트의 기본적인 차이로 인해 발생할 수 있는 여러 가지 위해작용을 방지할 수 있는 유리한 장치가 될 수 있다. 예를 들어 임플란트와 치아가 혼재된 치열을 수복할 때, 치아와 임플란트 중 어느 곳으로 guidance를 해야 하는가하는 문제에는 다소 상식적이지만, 측방운동 시 발생되는 교합하중이 위해작용을 일으키지 않는 곳으로 적절히 분산시키는 방향으로 설계가 이루어져야 한다.

2 임플란트 교합의 원칙

임플란트 교합의 기본적 원칙은 자연 치아에서와 크게 다르지 않다. 그러나 임플란트와 치아는 생리적으로 서로 많은 차이가 있다. 우선 골조직과 연결되는 방법이 다른데, 치아는 치주인대에 의해 부착되지만 임플란트는 골과 직접 접촉된다. 그로 인해 임플란트는 치주인대가 갖는 기능인 proprioception이 없고, 충격흡수의 역할도 안 되고 수직압이 가해졌을 때 움직임도 자연치아에 비해 작다. 또 측방력이 가해졌을 때 변연부의 골조직에 그 stress가 집중되어 변연부 골소실이 야기될 수 있다고 알려져 있다(그림 10-8).

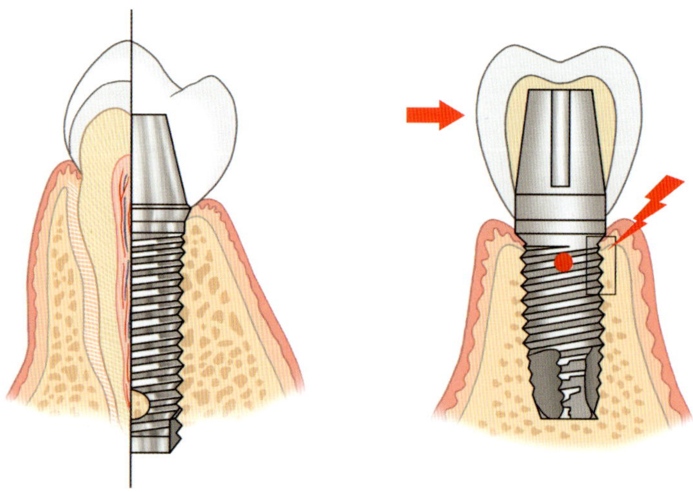

그림 10-8. 치아와 임플란트의 차이점 때문에 임플란트에서는 측방력이 가해질 경우 변연부의 골소실을 야기할 수 있다.

Proprioception은 과도한 하중에 대해 치아를 보호할 수 있는 치주인대의 고유작용이다. 임플란트는 이 기능이 없어 자연치아에 비해 occlusal tactile sensitivity가 많이 저하되는 것으로 보고되고 있다(표 10-1). 그러나 어느 정도 그와 유사한 기능을 보이는데, 이런 현상을 'osseoperception'이라 한다. 그 기능은 주변의 악관절, 골조직, 점막 등에 분포하는 신경계에 의해 수행된다고 알려져 있다. 최근 연구에 의하면 다양한 표면과 형태를 가진 임플란트가 서로 다른 osseoperception 정도를 보여, 임플란트 가까이에 있는 골조직에서 이 기능을 수행할 수도 있지 않을까라고 생각되고 있다.

표 10-1. 치아와 임플란트의 tactile sensitivity 차이[Mericske-Stern 등(1993)]

Minimal pressure threshold(in the anterior mandible)	Natural teeth	Implants
Horizontal pressure	3.8g	580g
Vertical	4.5g	700g

임플란트에 가해지는 외력이 측방으로 작용할 때 임플란트는 자연치아보다 더 해로운 결과를 가져올 수 있다는 것은 오래된 믿음이다. 그러나 일부 학자들은 저작운동이 완전하게 수직압이 발생할 수 있는 형태의 운동이 아니기 때문에 저작운동으로 발생되는 외력은 수직적으로 가해질 수 없고 측방외력이 임플란트와 골조직의 계면, 즉, osseointegration에 해로운 결과를 초래한다는 근거 또한 충분하지 않다고 주장하고 있다. 그와 더불어 crown-implant ratio가 크면 임플란트 주위 변연골의 손실이 커질 수 있다고 알려져 있으나, Blanes(2009)의 systematic review에 의하면, 그 둘 사이의 연관성은 없고 5년, 10년의 장기적 관찰에도 영향을 발견하지 못하였다고 알려져 있다(그림 10-9).

10

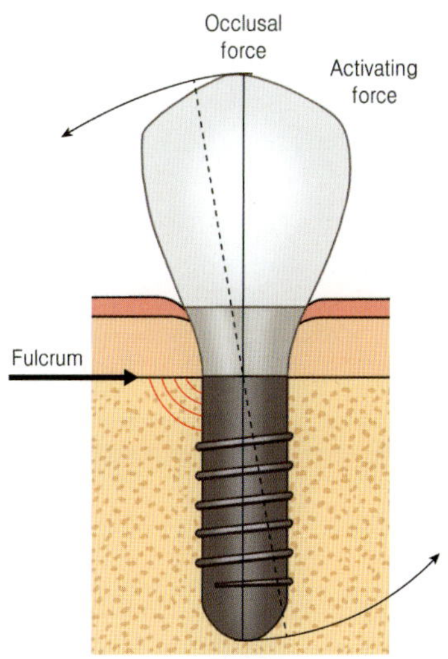

그림 10-9. 높은 C/I ratio는 변연골에 하중이 집중되어 골소실을 야기할 수 있다고 알려져 왔다.

교합면 재료의 적절한 선택 또한 임플란트에 가해질 수 있는 유해한 외력을 방지할 수 있는 방법의 하나로 제시되어 왔다. 그 근거는 재료가 갖는 고유의 경도차가 과도한 교합압에 의한 충격을 완화할 수 있다는 것이다. 그래서 경도가 자연치아와 유사한 레진치아를 사용하게 되었다. 그러나 레진치아는 파절 및 마모가 많이 일어나 교합의 장기적 안정성이 부족하다. 그래서 구치부의 경우 gold occlusion이 권장될 수 있으나 이 또한 심미적인 단점이 있다. 또 Bassit 등(2002)과 Stegaroiu 등(2004)의 연구에서 보면 교합면 재료의 종류는 임플란트와 골계면에 대한 외력의 전달에 영향을 주지 않는다고 하였다(그림 10-10).

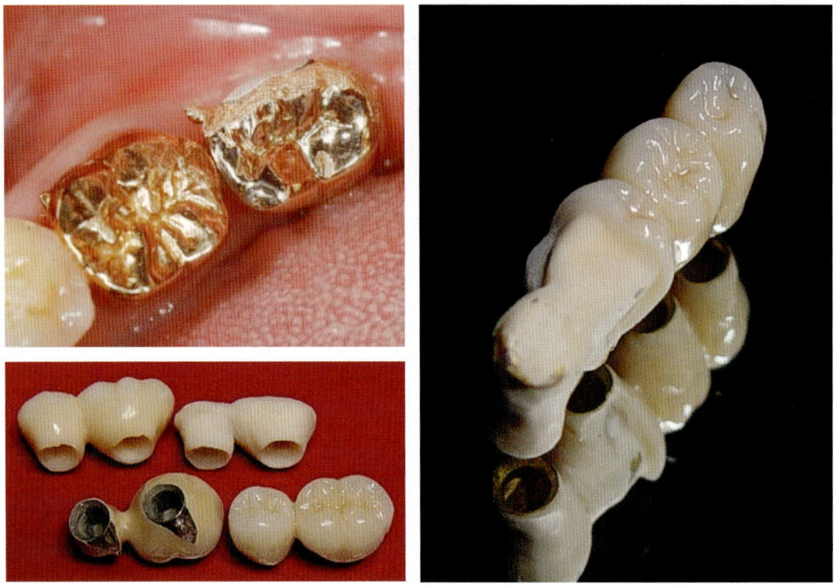

그림 10-10. 임플란트 보철의 교합면 재료로 resin, porcelain, gold 등이 다양하게 사용될 수 있다.

Brunski 등(2000)은 임플란트를 서로 splinting하면 resistance area가 늘어나 stress가 줄어들 수 있다고 하였고, 임상에서도 이를 바탕으로 임플란트를 서로 splinting하는 경우가 대부분이다. 그러나 임상적 성공률은 splinting한 경우와 그렇지 않은 경우에 큰 차이를 보이지 않았으며, Nissan 등(2010)은 in vitro 실험에서 splinting이 인접조직에 가해지는 하중을 감소시키지 못하였다는 결과를 보고하였다.

임플란트에 과도한 하중이 가해질 수 있는 원인을 제거하는 것은 비록 evidence에 충분히 기반을 둔 선택은 아니더라도 임플란트 보철치료의 임상적 성공률을 높이기 위한 가장 안전한 선택일 것이다. 임상에서 과도한 하중을 일으킬 수 있는 환경은 overextended cantilever, parafunctional habits, excessive premature contacts, large occlusal table, steep cusp inclination, poor bone density/quality, inadequate number of implants 등을 들 수 있다. 동물실험에서 Isidor(1996)는 overload가 임플란트의 실패를 초래한다고 하였으나, 임상에서 나타날 수 없는 지나치게 가혹한 환경의 설정 때문에 그 결과의 신뢰에 의문을 제기하는 경우가 많았다. 다른 실험에서는 염증이 없는 경우 overload가 임플란트의 실패를 초래하지 않는다는 결과를 보이고 있으며, 2006년 EAO Consensus Conference에서는 지금까지의 연구를 바탕으로 몇 가지 사실을 정리하였다. 즉, 'mild overload(1,500~3,000 microstrain)' 정도는 골형성에 좋은 결과를 가져오지만, 그 이상의 과도한 하중은 골흡수나 기계적 문제를 야기할 수 있다. 그러나 임상에서의 연구결과가 매우 드물고 동물실험 결과도 거의 없어 그 인과관계는 명확하게 알 수 없다는 것이다.

3 임플란트 교합의 목적과 방법

그러면 임플란트 보철에서의 교합은 어떻게 해야 하는가. 임플란트 교합의 목적은 교합기능을 최대화하고, 인접치나 대합치에 위해한 작용, 교합면의 마모, 임플란트 구성부분의 파절이나 손상을 최소화하며, 궁극적으로 임플란트와 골조직의 계면을 보호하는데 두어야 한다.

이런 목적을 실현할 방법으로 우선 교합접촉에서 인접 자연치아보다 약 100~250μm 낮게 해주어 가볍게 치아를 접촉할 때는 자연치아만 접촉하고, maximal contact position에서 임플란트 보철물이 접촉할 수 있도록 해야 한다. 임플란트를 splinting하거나 가능한 임플란트의 장축으로 교합압이 가해질 수 있도록 디자인하는 것도 그 근거는 부족하지만 임상적 성공률을 증가시킬 수 있는 조건 중의 하나일 수 있다.

측방운동 시 guidance의 방법은 가능한 한 건강한 자연치의 견치 및 전치에서 guidance를 부여해야 한다. 임플란트가 그 역할을 할 경우, 접촉 부분을 최대한 분산시키고 충분한 임플란트의 길이를 확보해야 하며, 인접한 임플란트를 서로 연결하거나 교두의 경사를 가능한 평평하게 형성해야 한다.

Cantilever extension의 design은 가급적 피하고 불가피한 경우 연장의 원칙을 준수하고 연장된 부위의 교합접촉은 다른 부위보다 약 100μm의 clearance를 부여하는 것이 유리하다(그림 10-11). 아울러 교합면 table의 크기를 줄여 협설측으로 발생할 수 있는 cantilever action의 가능성을 최소화하는 것이 좋다(그림 10-12).

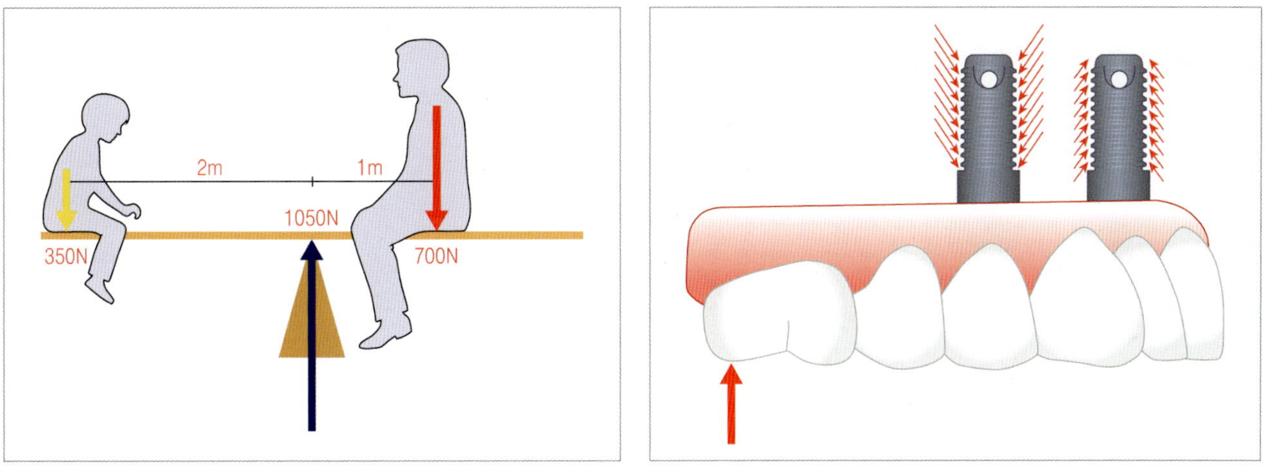

그림 10-11. 임플란트에 overloading을 피하기 위해 cantilever 디자인을 할 경우 원칙을 지켜야 한다.

10

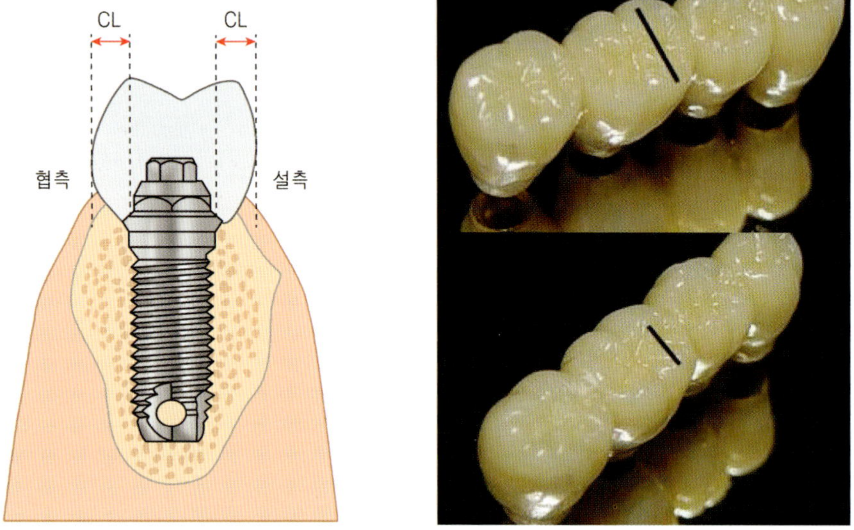

그림 10-12. Occlusal table의 폭을 줄여 협설측으로 발생할 수 있는 cantilever action을 피할 수 있다.

각 증례별 권장되는 교합형태는 다음의 표와 같다(표 10-2, 10-3).

표 10-2. 완전 무치악에서의 임플란트 보철수복의 원칙[Kim 등(2005)]

Clinical situations	Occlusal principles
Full-arch fixed prosthesis 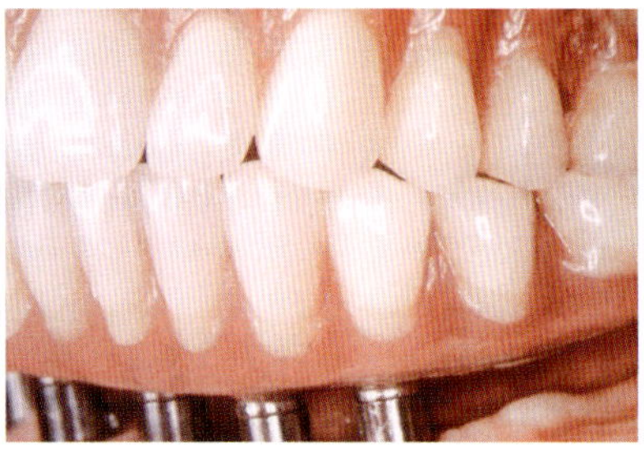	• Bilateral balanced occlusion with opposing complete denture • Group function occlusion or mutually protected occlusion with shallow anterior guidance when opposing natural dentition • No working and balancing contact on cantilever • Infraocclusion in cantilever segment(100μm) • Freedom in centric(1~1.5mm)
Overdenture 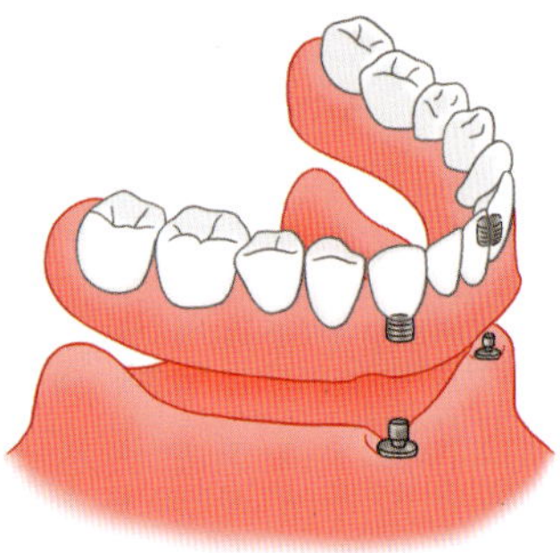	• Bilateral balanced occlusion • Monoplane occlusion on severely resorbed ridge

표 10-3. 부분 무치악과 단일치아의 임플란트 보철수복의 원칙[Kim 등(2005)]

Clinical situations	Occlusal principles
Posterior fixed prosthesis 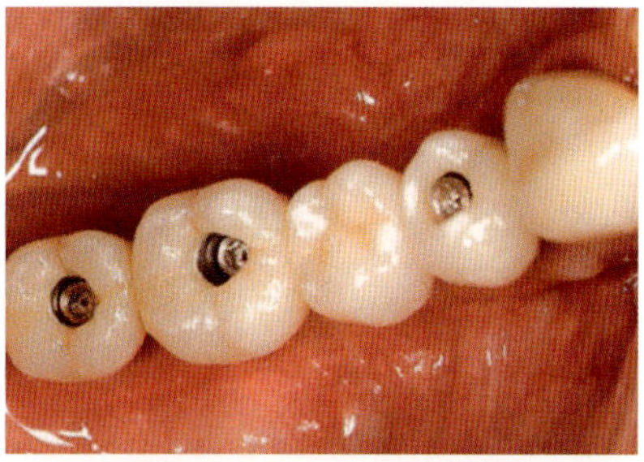	• Anterior guidance with natural dentition • Group function with compromised canines(& prosthesis with canine) • Centered contact, narrow occlusal table, flat cusp, minimize cantilever • Natural tooth connection with rigid
Single implant prosthesis 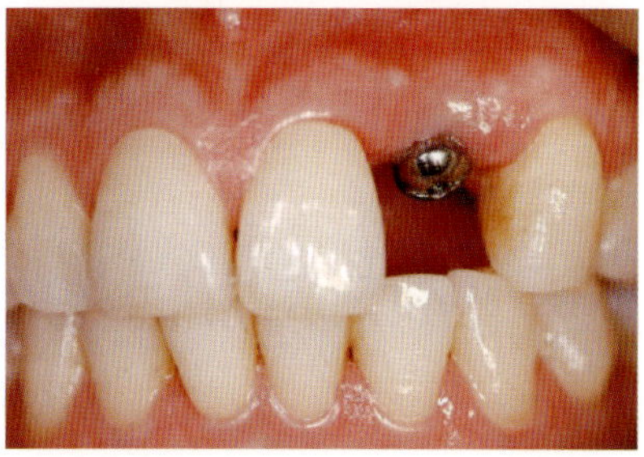	• Anterior or lateral guidance with natural dentition • Light contact at heavy bite & no contact at light bite • No offset contact • Increased proximal contact

4 결론

앞에서 밝혔듯이 어떤 교합형태가 가장 우수하다는 과학적인 근거는 없다. 또한 임플란트 교합을 형성해 주는 가장 좋은 방법을 하나로 제시하는 것도 어렵다. 하지만 어떤 교합형태를 선택하던 복잡한 치료보다는 단순하고 명확한 술식이 정확한 예견된 결과를 만들 수 있을 것이다. 또 임상적 성공률을 높이기 위한 여러 가지 조건을 충분히 숙지하고 적용해야 실패율을 더 줄일 수 있다고 할 수 있다.

참고문헌

1. Carlsson GE: Dental occlusion: modern concepts and application in implant prosthodontics. Odontology 2009;97:8-17.
2. Klineberg I, Kingston D, Murray G: The bases for using a particular occlusal design in tooth and implant-borne reconstructions and complete dentures. Clin Oral Impl Res 2007;18(Suppl 3):151-167.
3. Taylor TD, Wiens J, Carr A: Evidence-based considerations for removable prosthodontics and dental implant occlusion: a literature review J Prosthet Dent 2005;94:555-560.

4. Gross MD: Occlusion in implant dentistry. A review of the literature of prosthetic determinants and current concepts. Aust Dent J 2008;53(suppl 1):s60-s68.
5. Witter DJ, Creugers NH, Kreulen CM, de Haan AF: Occlusal stability in shortened dental arches J Dent Res 2001;80:432-436.
6. Öwall B, Käyser AF, Carlsson GE: Prosthodontics principles and management strategies. Mosby-Wolfe, 1996. p45.
7. Aras K, Hasanresoqlu U, Shinoqaya T: Masticatory performance, maximum occlusal force, and occlusal contact area in patients with bilaterally missing molars and distal extension removable partial dentures. Int J Prosthodont 2009;22:204-209.
8. Kim Y, Oh T-J, Misch CE, Wang H-L: Occlusal considerations in implant therapy: clinical guidelines with biomechanical rationale. Clin Oral Impl Res 2005;16;26-35.
9. Mericske-Stern R, Hofmann J, Wedig A, Geering A: In vivo measurements of maximal occlusal force and minimal pressure threshold on overdenturessupported by implants or natural roots: a comparative study, Part1. Int J Oral Maxillofac Implants 1993;8:641-649.
10. Klineberg I, Murray G: Osseoperception: sensory function and proprioception. Adv Dent Res 1999;13:120-129.
11. Enkling N, Utz K-H, Bayer S, Mericske-Stern R: Osseoperception: active tactile sensibility of osseointegrated dental implants. Int J Oral Maxillofac Implants 2010;25:1159-1167.
12. Rangert B, Jemt T, Jorneus L: Forces and moments on Branemark implants. Int J Oral Maxillofac Implants 1989;4:241-247.
13. Blanes RJ: To what extent does the crown-implant ratio affect survival and complications of implant-supported reconstructions? A systematic review. Clin Oral Impl Res 2009;20(Suppl 4):67-72.
14. Blanes RJ, Bernard JP, Blanes ZM, Belser UC: A 10-year prospective study of ITI dental implants placed in the posterior region. II: Influence of the crown-to-implant ratio and different prosthetic treatment modalities on crestal bone loss. Clin Oral Impl Res 2007;18:707-714.
15. Schneider D, Witt L, Hämmerle CHF: Influence of the crown-to-implant length ratio on the clinical performance of implants supporting single crown restorations: a cross sectional retrospective 5-year investigation. Clin Oral Impl Res 2011;22:1-6.
16. Skalak R: Biomechanical considerations in osseointegrated prostheses. J Prosthet Dent 1983;49:843-848.
17. Bassit R, Lindstrom H, Rangert B: In vivo registration of force development with ceramic and acrylic resin occlusal materials on implant-supported prostheses. Int J Oral Maxillofac Implants 2002;17:17-23.
18. Stegaroiu R, Khraisat A, Nomura S, Miyakawa O: Influence of superstructure materials on strain around an implant under 2 loading conditions: a technical investigation. Int J Oral Maxillofac Implants 2004;19:735-742.
19. Brunski JB, Puleo DA, Nanci A: Biomaterials and biomechanics of oral and maxillofacial

implants: current status and future developments. Int J Oral Maxillofac Implants 2000;15:15-46.

20. Weber HP, Sukotjo C: Does the type of implant prosthesis affect outcomes in the partially edentulous patient? Int J Oral Maxillofac Implants 2007;22(Suppl):140–172.
21. Nissan J, Ghelfan O, Gross M, Chaushu G: Analysis of load transfer and stress distribution by splinted and unsplinted implant–supported fixed cemented restorations. J Oral Rehabil 2010;37:658-662.
22. Isidor F: Loss of osseointegration caused by occlusal overload of oral implants. A clinical and radiographic study in monkeys. Clin Oral Implants Res 1996;7:143–152.
23. Heitz–Mayfield LJ, Schmid B, Weigel C, Gerber S, Bosshardt DD, Jönsson J, Lang NP, Jönsson J: Does excessive occlusal load affect osseointegration? An experimental study in the dog. Clin Oral Implants Res 2004;15:259–268.
24. Isodor F: Influence of forces on peri–implant bone. Biomechanical aspects of oral implants The first EAO Consensus Conference 16–19 February 2006, Pfäffikon, Switzerland.

11

Implant Overdenture의 Complication

Implant overdenture는 특히 하악의 무치악에서 의치의 안정성과 유지력을 향상시키고 환자의 만족도를 높일 수 있는 예측가능한 치료방법임이 많은 학자나 임상가에 의해 확인되고 있다. 하지만 철저한 사후관리나 합병증의 예방과 치료를 통해 그 기능을 유지되도록 해야 지속적으로 환자에게 그 효과를 줄 수 있을 것이다.

Implant overdenture의 합병증은 임플란트 보철에서 나타나는 일반적인 합병증인 peri-implantitis, screw loosening, component의 파절 등도 포함된다. 그러나 implant overdenture에서는 의치와 attachment에 대한 문제에 대해 더욱 임상가들의 주의가 필요하다. 가장 흔하게 관찰되는 합병증은 attachment의 유지력 상실이나 탈락이며, 의치의 파절도 주요 합병증이다(그림 11-1).

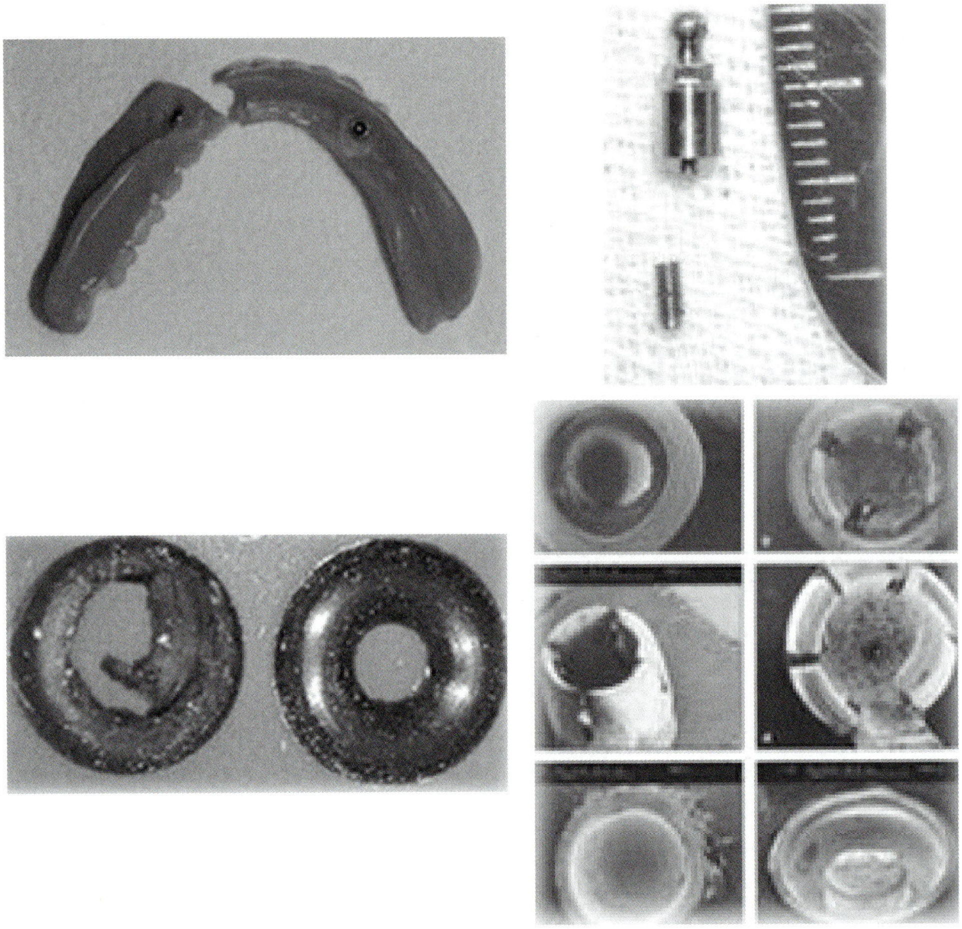

그림 11-1. 다양한 implant overdenture의 합병증.

Attachment의 유지력 저하나 마모의 원인은 매우 다양하다. Alsabeeha 등은 영향을 주는 요소로 attachment의 재료, 디자인, 크기, 각도와 사이의 거리, 가해지는 하중의 방향과 유지방법 등이라고 기술하고 있는데, 임상적으로는 attachment의 각도가 가장 큰 영향을 줄 수 있다(그림 11-2).

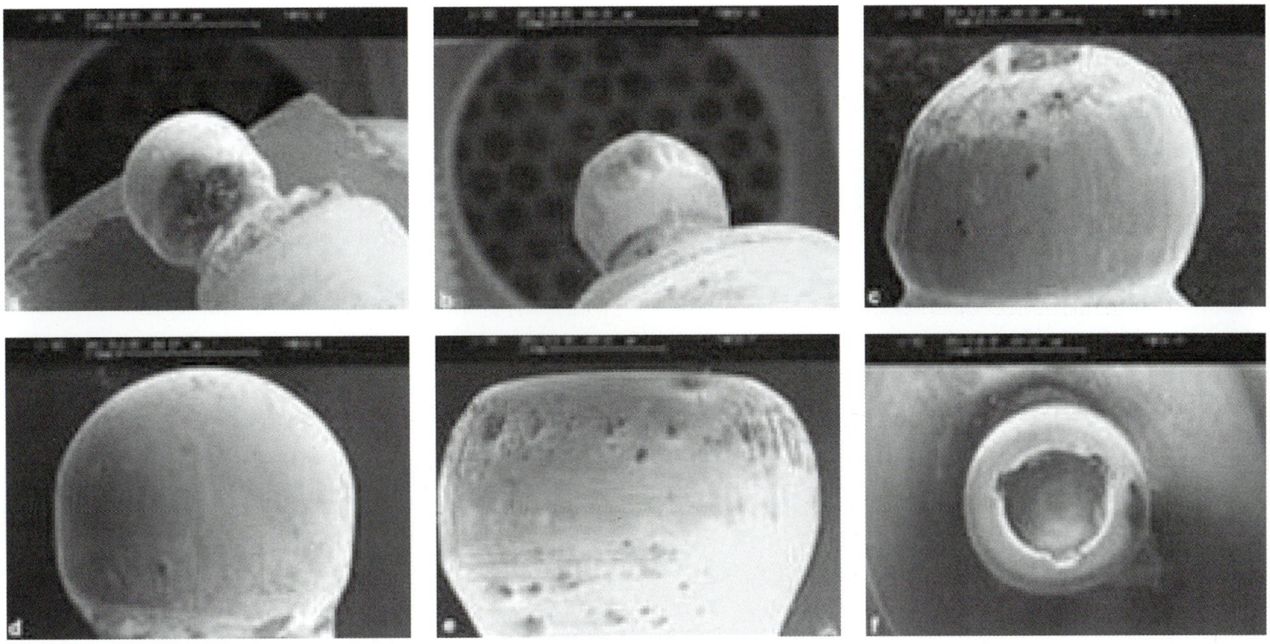

그림 11-2. Attachment의 마모[(Alsabeeha 등(2009)].

Attachment의 각도가 주는 영향에 대한 연구는 2001년 Walton 등이 약 6° 이상 기울어질 때 attachment의 수리가 많이 필요해진다고 보고한 이래 많은 연구자들의 연구를 통해 기울어짐의 증가가 유지력의 저하와 큰 연관성이 있다고 보고되고 있다(그림 11-3).

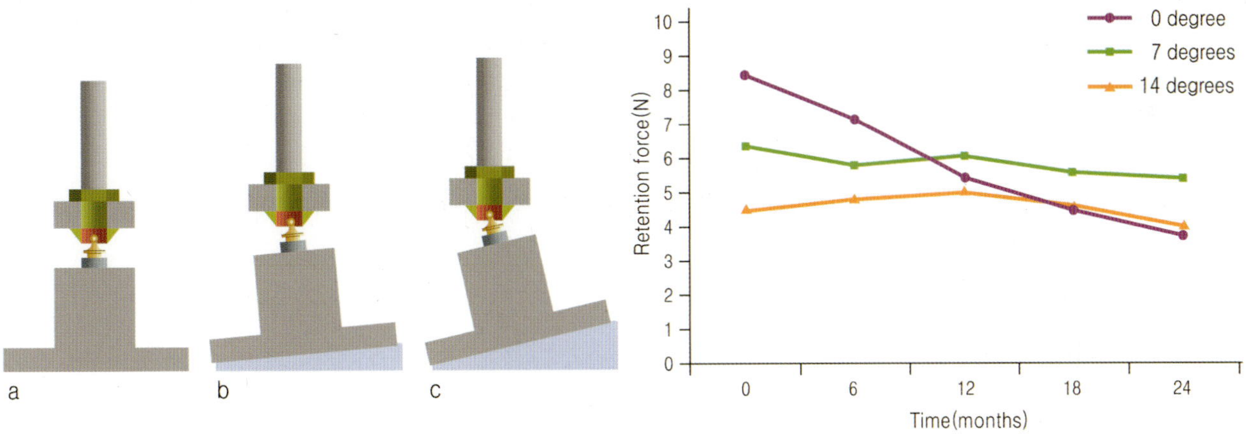

그림 11-3. Attachment angulation과 retention 감소[Rodrigues 등(2009)].

Ball attachment에서 사용되는 O-ring이나 locator의 plastic sleeve의 경우 유지력이 저하되면 교체해 주어야 하는데, 그 교환 시기는 환자마다 일정하지 않고 많은 임상연구에서도 명확하게 그 교환 주기를 제시하지는 않고 있다. 고려대학교 구로병원에서 시행한 전향적 임상연구에서 분석한 바에 따르면, O-ring의 50% 생존율은 약 18개월이었다. 이는 1년 이상의 교환 주기도 충분할 수 있다는 것으로, 시술의 정확성과 일관성 등의 전제조건이 잘 지켜진다면 환자와 술자 모두 큰 부담이 되지 않을 것으로 판단된다(그림 11-4, 11-5).

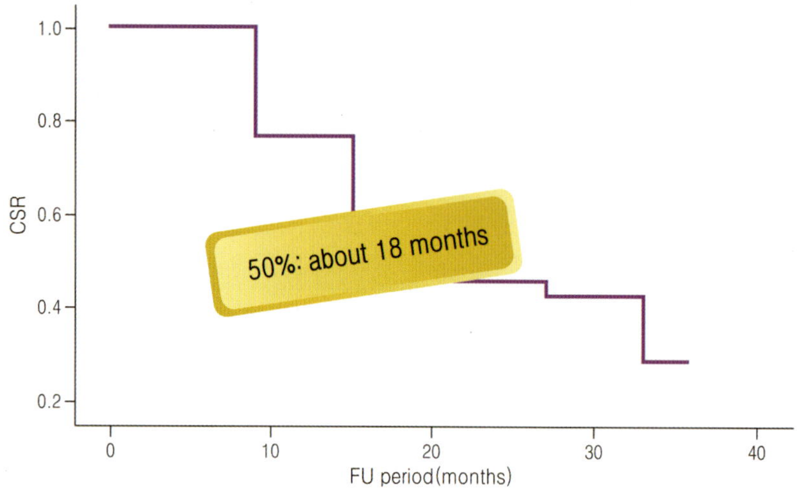

그림 11-4. O-ring의 교환 주기의 생존분석.

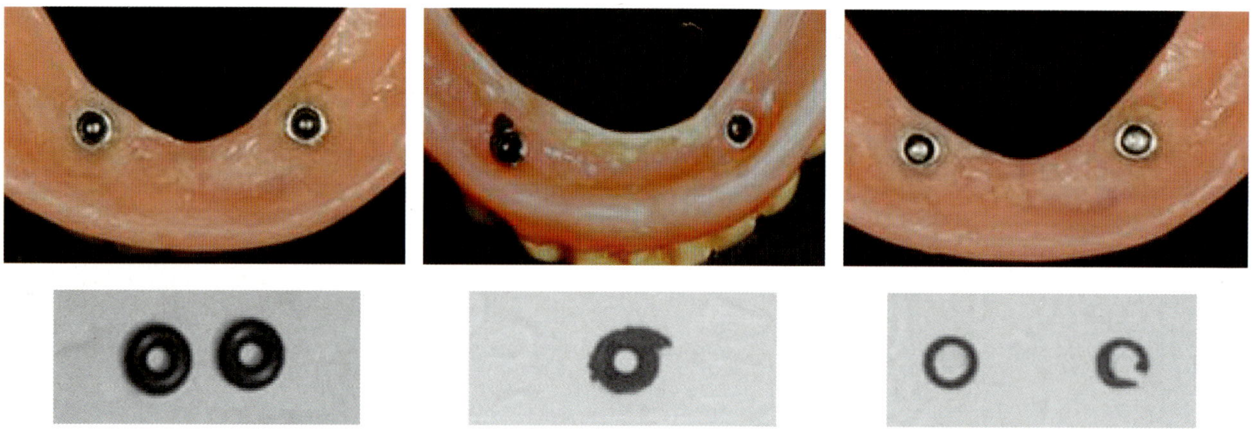

그림 11-5. **A**, 마모되지 않은 O-ring. **B**, 부분적으로 튀어나와 손상된 O-ring. **C**, 마모되고 끊어진 O-ring.

의치상의 파절은 implant overdenture에서 주목되는 complication이다. Gonda 등은 약 3년의 관찰기간 동안 15.3%의 의치파절이 발생하였다고 보고하고 있다. 고려대학교 구로병원에서 시행한 연구에서도 이와 유사한 결과를 보였으며, 이는 implant overdenture가 총의치에 비해 더 높은 하중이 가해질 수 있고, 치조골의 흡수에 따라 implant 부위가 fulcrum으로 작용할 가능성이 커져서 발생 빈도가 상대적으로 높을 수 있기 때문이다. 그러나 그 빈도는 그리 높지 않으며, 지속적인 관찰과 relining 등으로 충분히 관리가 가능할 것이다(그림 11-6).

또 파절된 경우 일반적인 방법에 따라 의치를 수리해 준다. 의치의 보강이 필요한 경우 금속 mesh 등보다 의치상과 접착이 일어나는 glass fiber 등을 이용하는 것이 유리할 것이다(그림 11-7~11-9).

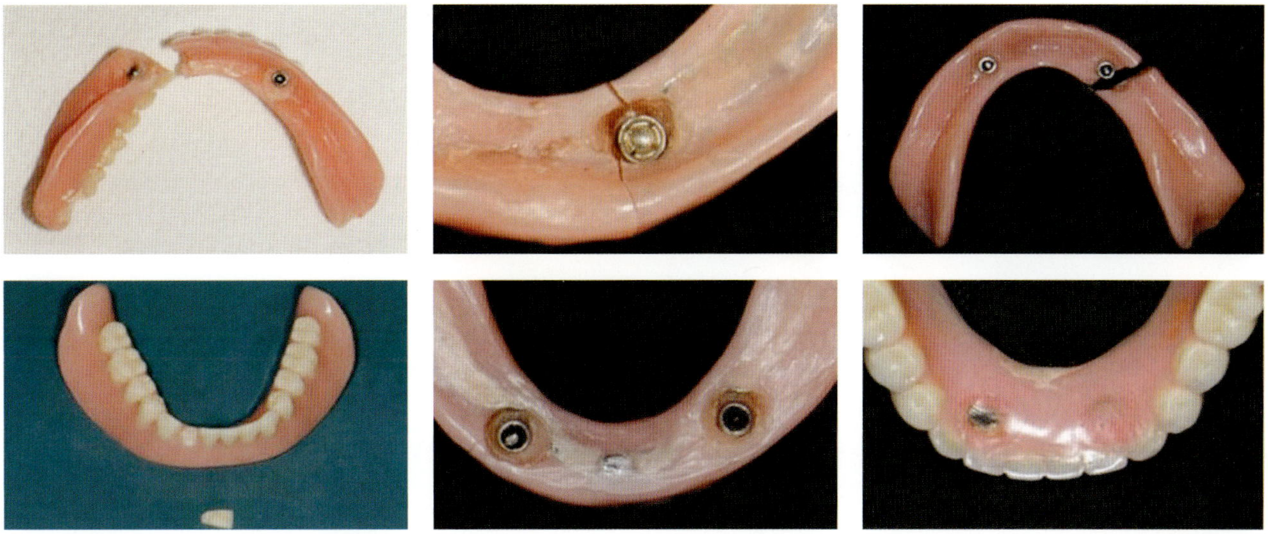

그림 11-6. 다양한 의치파절 양상.

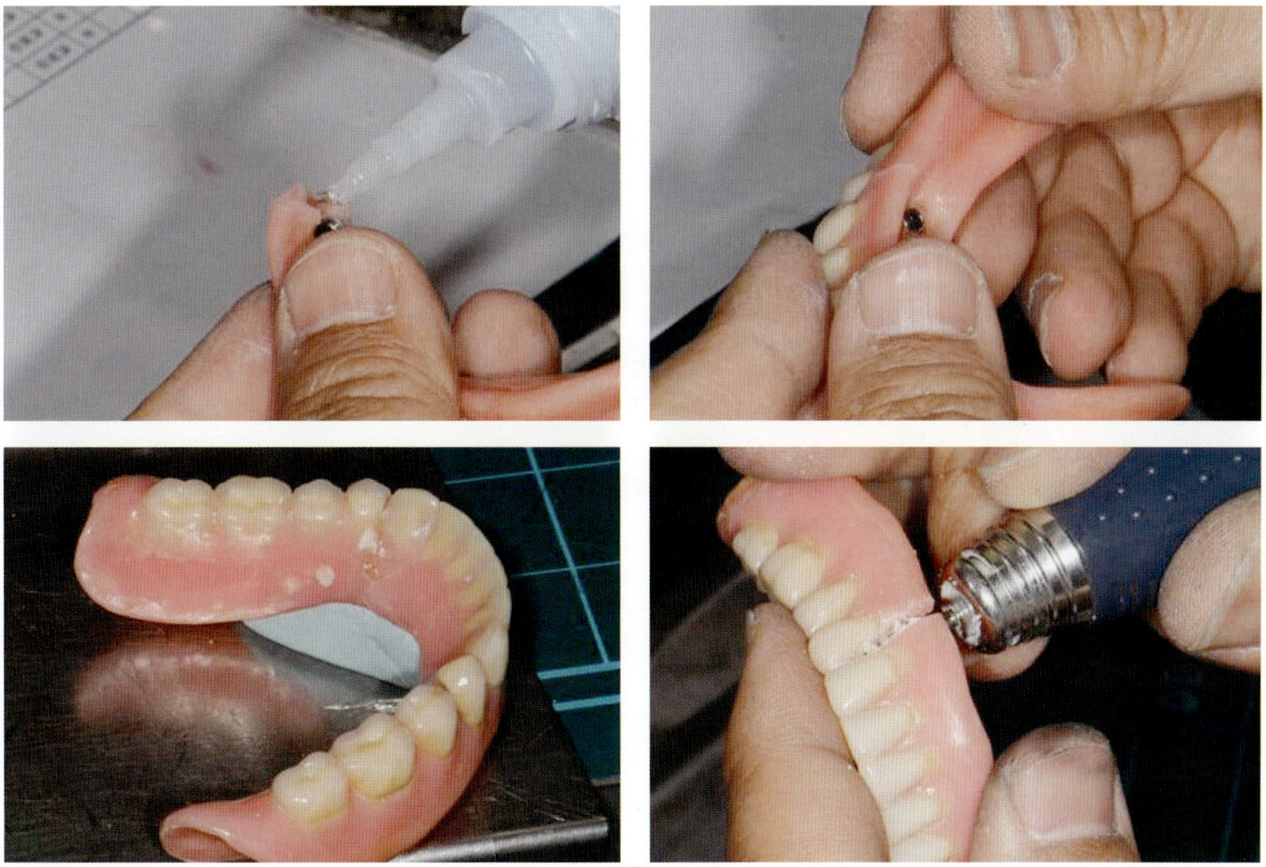

그림 11-7. 파절된 의치상을 순간접착제로 제위치에 위치시키고 의치상 내면을 석고나 putty로 고정한 후 파절면을 레진이 들어갈 수 있도록 삭제한다.

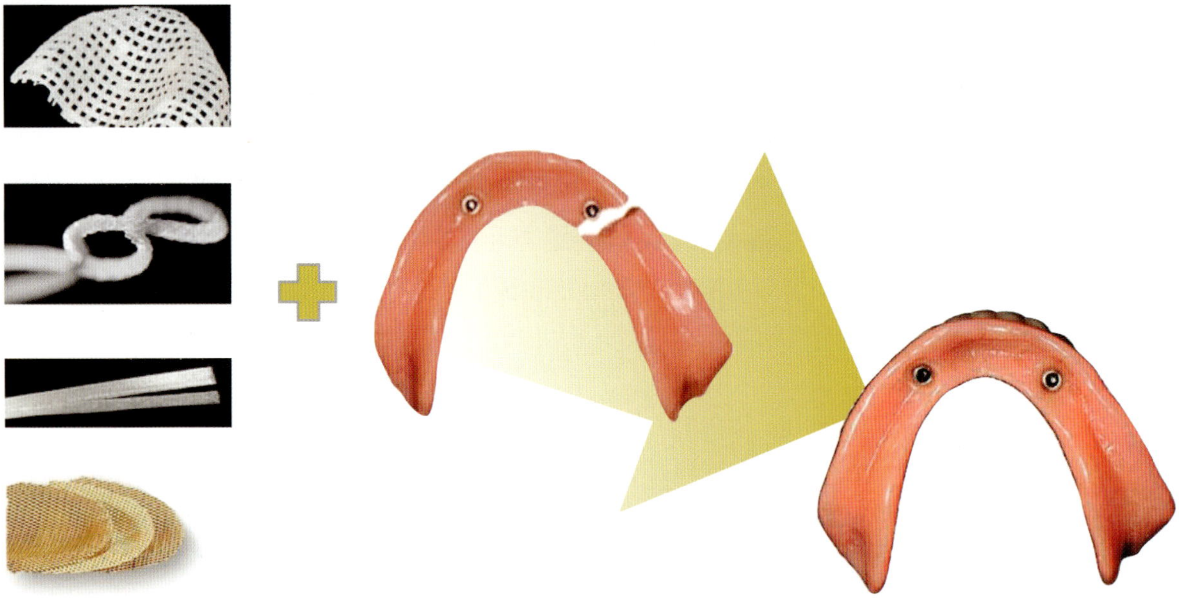

그림 11-8. Denture reinforced glass-fiber.

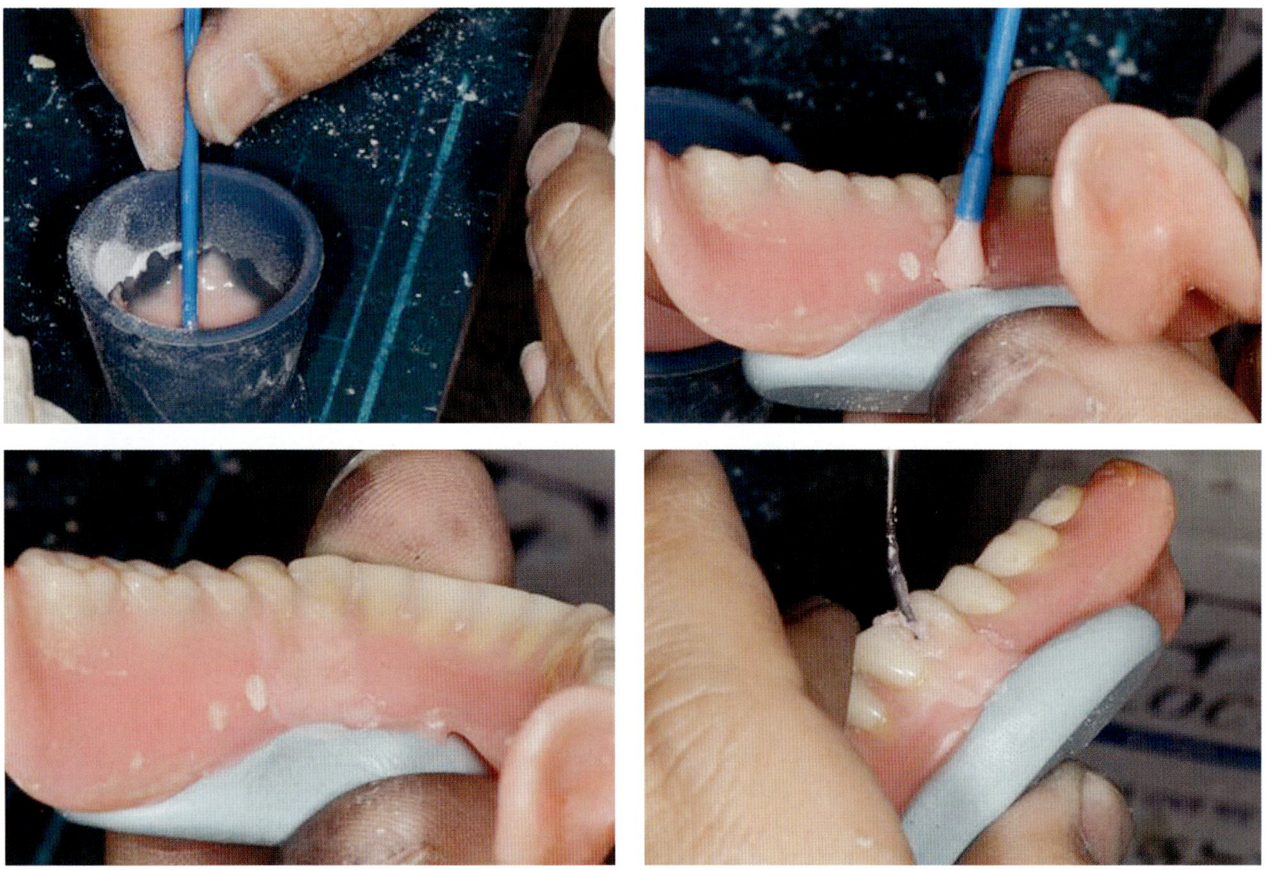

그림 11-9. 의치상용 direct resin으로 수리한다.

두 개의 임플란트로 지지되는 overdenture는 하악에서 성공적인 결과를 보이고 많은 학자나 임상가에 의해 하악의 무치악 치료에 최우선적으로 선택될 수 있는 치료방법으로 알려져 있다. 하지만 이 implant overdenture의 치료는 그 자체로 치료의 gold standard는 아니며, 환자의 만족도, 비용, 치료시간, 위험성 및 치료효과 등에 대한 현재 시점에서의 최선의 선택일 뿐이다. 이러한 치료예후가 실현되기 위해서는 올바른 지식에 기반한 정확한 치료와 사후관리 및 합병증에 대한 예측과 해결 등이 반드시 수반되어야 할 것이다.

참고문헌

1. Payne AGT, Solomons YF: The prosthodontic maintenance requirements of mandibular mucosa- and implant-supported overdentures: a review of the literature. Int J Prosthodont 2000;13:238-245.
2. Andreiotelli M, Att W, Strub JR: Prosthodontic complications with implant overdentures: a systematic literature review. Int J Prosthodont 2010;23:195-203.
3. Alsabeeha NH, Payne AG, Swain MV: Attachment systems for mandibular two-implant overdentures: a review of in vitro investigations on retention and wear features. Int J Prosthodont 2009;22:429-440.
4. Walton JN, Huizinga SC, Peck CC: Implant angulation: a measurement technique, implant overdenture maintenance, and the influence of surgical experience. Int J Prosthodont 2001;14:523-530.
5. Rodrigues RC, Faria AC, Macedo AP, Sartori IA, de Mattos Mda G, Ribeiro RF: An in vitro study of non-axial forces upon the retention of an O-ring attachment. Clin Oral Implants Res 2009;20:1314-139.
6. Yang TC, Maeda Y, Gonda T, Kotecha S: Attachment systems for implant overdenture: influence of implant inclination on retentive and lateral forces. Clin Oral Implants Res 2011;22:1315-1319.
7. Gonda T, Maeda Y, Walton JN, MacEntee MI: Fracture incidence in mandibular overdentures retained by one or two implants. J Prosthet Dent 2010;103:178-181.
8. Bertassoni LE, Marshall GW, de Souza EM, Rached RN: Effect of pre- and postpolymerization on flexural strength and elastic modulus of impregnated, fiber-reinforced denture base acrylic resins. J Prosthet Dent 2008;100:449-457.
9. Kim SH, Watts DC: The effect of reinforcement with woven E-glass fibers on the impact strength of complete dentures fabricated with high-impact acrylic resin. J Prosthet Dent 2004;91:274-280.
10. Thomason JM, Kelly SA, Bendkowski A, Ellis JS: Two implant retained overdentures--a review of the literature supporting the McGill and York consensus statements. J Dent 2012;40:22-34.
11. Ellis JS, Levine A, Bedos C, Mojon P, Rosberger Z, Feine J, Thomason JM: Refusal of

11

implant supported mandibular overdentures by elderly patients. Gerodontology 2011;28:62-68.
12. Lee JY, Kim MS, Kim HY, Shin SW: Recruitment and enrollment in a randomized clinical trial of mandibular two-implant overdenture. J Adv Prosthodont 2013;5:204-208.

12 Implant Overdenture의 관리

1 임플란트 틀니의 올바른 사용과 관리

틀니의 올바른 사용 및 관리는 틀니사용자의 기능향상뿐만 아니라 사용자의 구강건강과 전신건강에도 큰 영향을 줄 수 있다. 또한 최근 증가되고 있는 임플란트 틀니의 경우 일반적인 틀니의 유지관리와 더불어 임플란트의 유지관리가 같이 이루어져야 올바른 구강건강상태를 유지할 수 있다. 최근 치주염과 전신질환의 관련성 연구와 더불어 의치에 존재하는 세균과 전신질환과의 관련성에 관한 연구가 많이 진행되고 있다. Arendorf와 Walker는 의치의 플라그는 의치구내염과 연관성이 있다고 하였으며 의치구내염을 야기하는 중요한 요소인 *Candida spp.*는 폐렴의 원인이 되기도 한고 Pires 등의 연구에 나타나 올바른 의치 사용에 대한 중요성을 강조하였다. Przybylowska 등 역시 구내염증은 만성폐쇄성 폐질환(chronic obstructive pulmonary disease; COPD)의 중요한 병인이며 COPD 환자들은 불량한 구강위생과 곰팡이 감염에 의한 구내염을 보인다고 하였다. 이에 지속적으로 그 수요가 증가하고 있는 implant overdenture에 대한 올바른 사용과 관리법에 대해 알아보도록 하겠다.

1) Attachment 분류에 따른 임플란트 틀니의 종류

Attachment의 분류 방법은 여러 가지가 있지만 implant overdenture에 사용되는 attachment는 크게 bar type과 stud type으로 나눌 수 있다.

12

(1) Bar-type

무치악 부위의 지대치나 치근을 bar로 연결하거나 임플란트, 가철성 교의치, 국소의치, 피개의치에 하나 또는 그 이상을 연결하여 유지력을 얻어 기능하게 되는 형태이다. 대표적인 예로 dolder bar attachment, CM bar attachment, darder bar 등이 있다(그림 12-1).

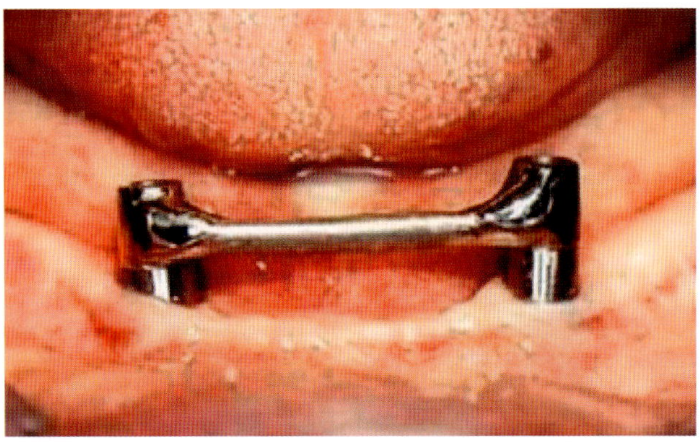

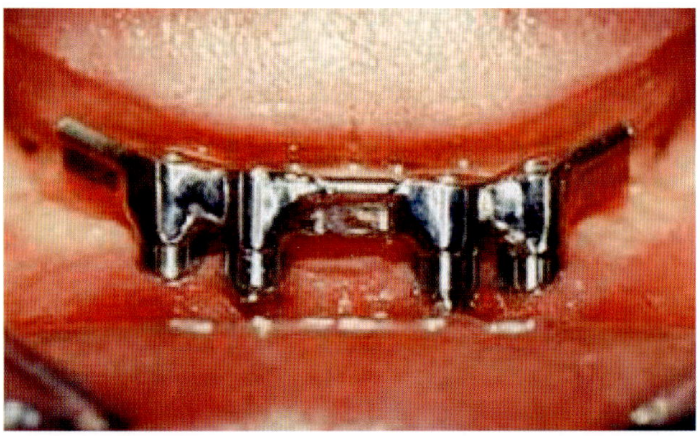

그림 12-1. Bar type의 attachments.

(2) Stud-type

Stud attachment는 bar 어태치먼트에 비해 구강위생에 좋고, 임플란트의 치근과 치관의 비율을 낮게 위치시킬 수 있는 특징을 가진다. 이 타입은 root coping에 연결돼 기능이 이루어지며 ball, magnet, locator attachment 등이 있다(그림 12-2).

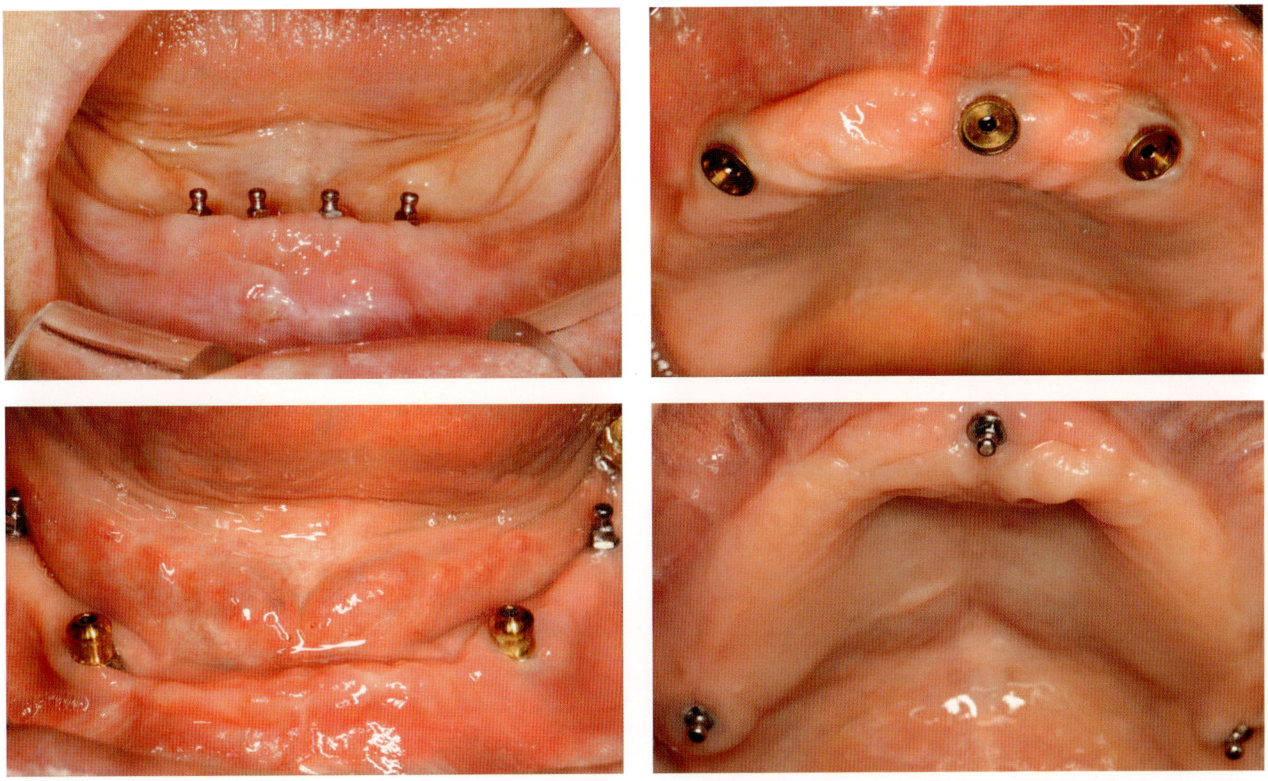

그림 12-2. Stud type의 attachments.

2) 임플란트 틀니의 사용법

보철물 장착 후 임플란트 틀니의 전반적인 교육 시 기본적으로 총의치의 사용 및 관리법에 준하여 안내하도록 한다. 총 의치가 갖는 특징들과 더불어 구강 내 임플란트의 존재와 관리에 대한 추가적인 교육이 필요하다.

(1) 임플란트 틀니 탈착 교육

임플란트 틀니는 bar, ball, magnet과 같은 지지 구조물이 존재하여 틀니 내면과 구강 내 구조물이 서로 정확하게 맞물릴 수 있도록 해야 한다. 대부분 전체 틀니를 사용하던 환자들은 틀니를 끼울 때 혀와 구강 근육 조직을 활용하여 손을 대지 않고도 끼우는 노하우를 가지고 있다. 하지만 임플란트 틀니는 male-female 부분이 정확하게 맞물려있지 않으면 저작 시 틀니가 틀어지거나 파절이 발생할 수 있다.

(2) 식사 및 음식물 섭취 guide

Müller 등의 연구에서 임플란트 틀니를 사용하는 그룹의 최대 저작력은 기존의 총의치 그룹에 비해서 상당히 높았다고 하였다. 하지만 너무 단단한 음식은 틀니와 임플란트, 상악에도 무리를 줄 수 있다. 그러므로 틀니를 가진 사람이 자연치아를 가진 사람만큼 씹을 수 없다는 사실을 환자에게 반드시 인지시켜야 한다(그림 12-3).

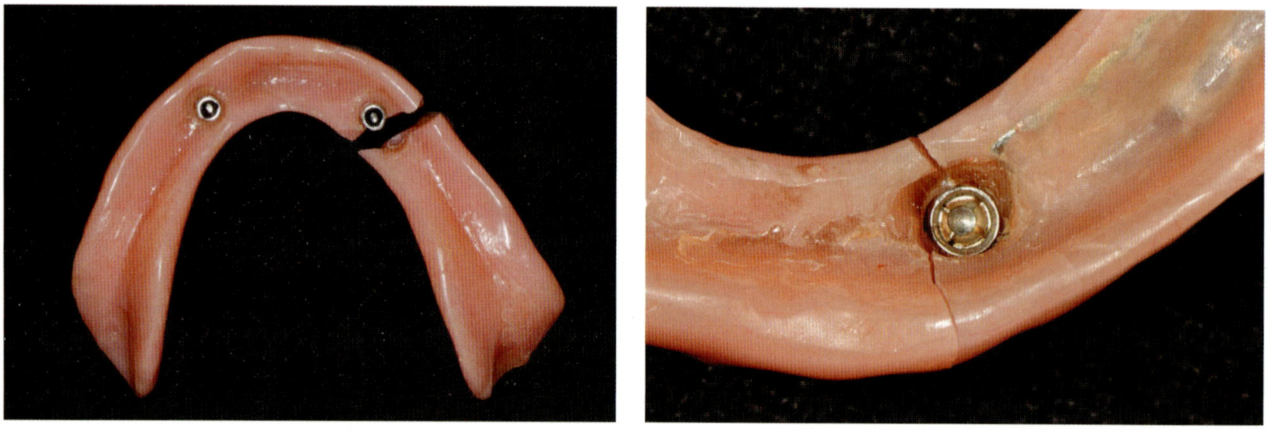

그림 12-3. 과도한 교합력에 의한 의치의 파절.

3) 임플란트 틀니의 치면세균막 관리

구강 내 잇몸과 임플란트 주변 조직을 건강하게 유지하기 위해서 매 식사 후에 틀니를 구강 내에서 제거한 후 구강 내 임플란트 attachment와 틀니를 세척해야 한다. 임플란트 틀니는 일반적인 틀니의 관리방법에 준하여 세척하고 보관하도록 한다.

구강 내 임플란트 attachment는 대부분 금속 소재로 자연치보다 플라그 형성이 더디게 진행이 되지만, 크기가 작아 치면세균막 관리를 제대로 이행하지 못하는 경우가 있을 수 있다. 치면세균막 관리가 되지 않는 채로 오랫동안 지속되는 경우 치석으로 바뀌게 되고 이는 점차 peri-implantitis로 발전할 위험성이 있다(그림 12-4).

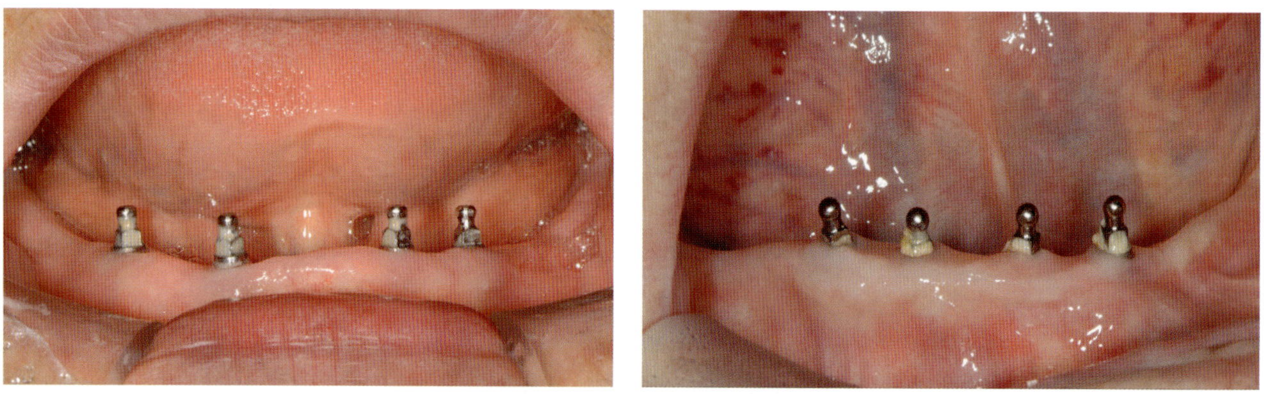

그림 12-4. Ball attachment에 침착된 plaque와 calculus.

(1) 구강 내 치면세균막 관리

Bar type의 임플란트 틀니일 경우 end-tuft brush, tooth brush(small size), proxa-brush, gauze 등을 적절히 이용하여 구강위생관리를 할 수 있도록 하고, stud type의 임플란트 틀니는 보철물의 크기 및 높이를 고려하여 end-tuft brush, tooth brush(small size), gauze 등을 활용하도록 한다. 필요시 소량의 tooth paste를 사용하여 각 보철물 형태에 따른 적절한 잇솔질을 하도록 한다(그림 12-5).

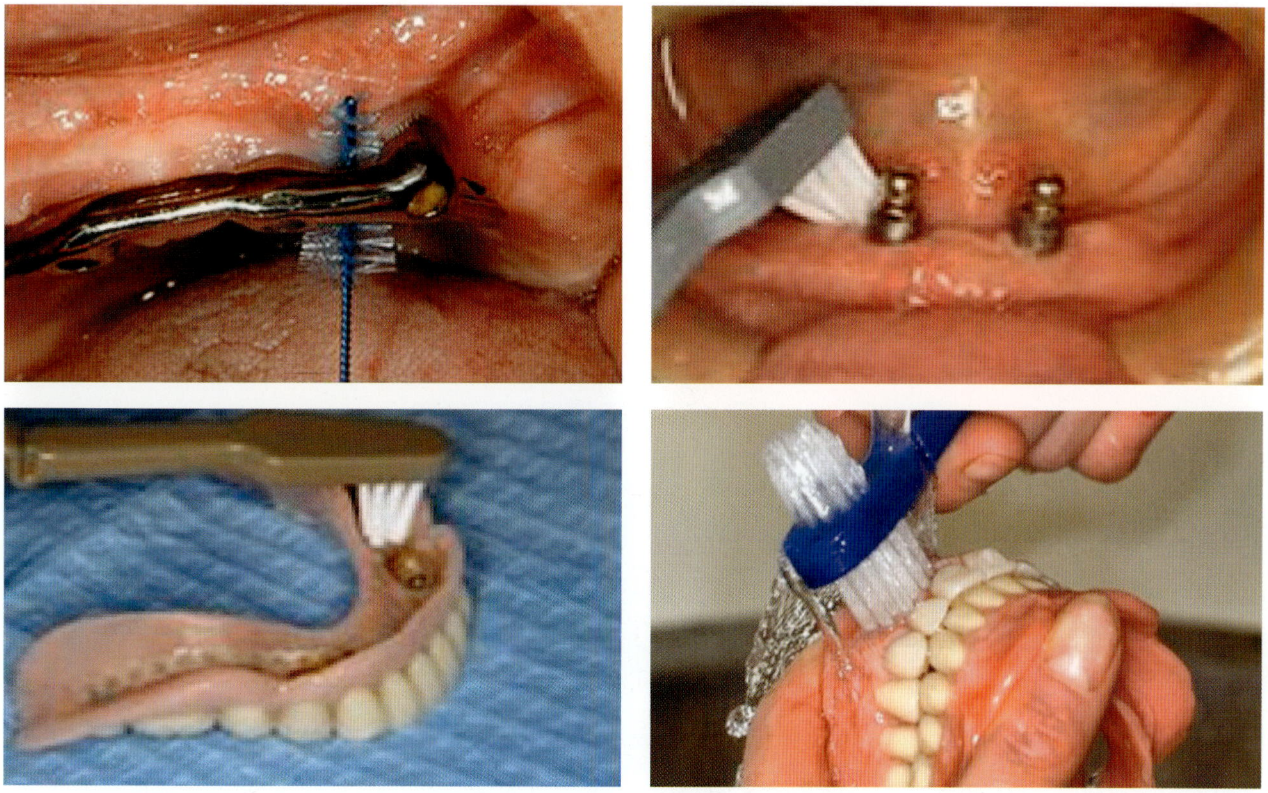

그림 12-5. 임플란트 틀니의 관리.

(2) 임플란트 틀니 치면세균막 관리

임플란트 틀니는 일반적인 틀니의 관리방법에 준하여 세척 및 보관하도록 한다. 구강 내에서 제거한 틀니는 칫솔 또는 틀니용 솔을 이용하여 흐르는 물에 가볍게 닦아야 한다. 특히 틀니의 female part 부착부분은 작고 좁은 형태이므로 머리가 작은 칫솔 등을 이용하여 물을 묻혀 솔질을 해준다.

필요할 경우 틀니에 세정제를 사용할 수 있는데, plastic이 마모되지 않도록 주방용 세제, 과일용 세제 등을 이용하여 틀니를 닦도록 하며, 틀니의 세균수 조절을 위하여 틀니전용 세정제를 주기적으로 사용하는 것도 좋은 방법이다(그림 12-6).

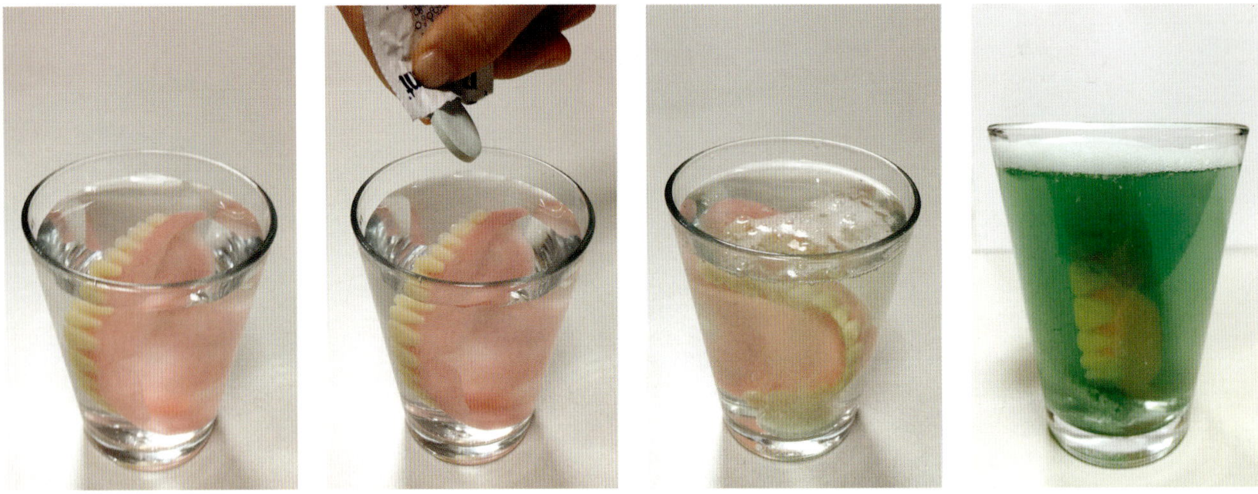

그림 12-6. Denture 세정제의 사용.

4) 주기적인 점검의 필요성

임플란트 틀니는 일반적인 틀니에 비해 구강 내 유지력이 좋고 환자가 느끼는 불편감이 적기 때문에 치료가 끝난 이후에 내원의 필요성을 느끼지 못하는 경우가 있다. 조직에서만 유지를 얻는 일반적인 의치는 천천히 변화가 일어나며 이런 변화로 인해 의치가 잘 맞지 않고 지지조직에 손상을 주게 된다. 이 상태가 계속되면 심각한 문제를 유발하기 때문에 보통 1년에 한번 정기적으로 의치의 평가뿐만 아니라 구강 내의 비정상적인 점을 검사하기 위하여 치과에 내원해야 한다. 특히 임플란트 틀니는 여러 가지 부속품들이 있어 구강 내 치주검사, female part의 수리, 마모된 O-ring의 교체 등 정기적인 관찰을 해야 한다(그림 12-7).

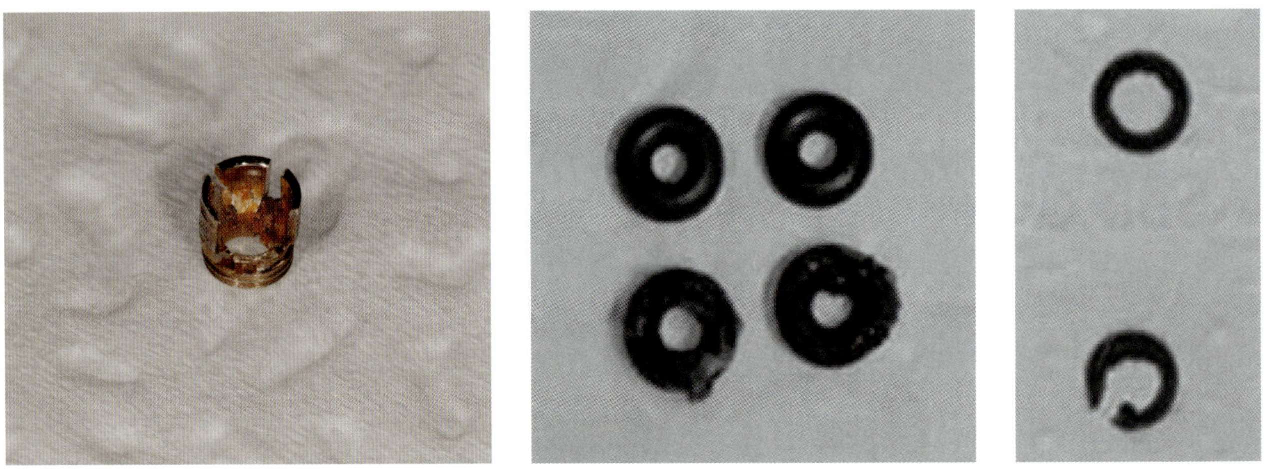

그림 12-7. 교체가 필요한 attachment female part와 마모된 O-ring.

2 노인 흡인성 폐렴! 구강위생관리로 감소시킨다

우리나라는 세계적으로 유례를 찾아볼 수 없을 정도로 빠른 속도로 노령화가 진행되고 있다. 65세 이상 노인인구는 2006년에 이미 9.5%로 고령화 사회에 이르렀으며 2018년 14.3%, 2026년 20.8%로 초고령 사회에 도달할 것으로 전망된다. 따라서 국민들의 노인건강관리에 대한 관심과 정부의 지원이 날로 증가되고 노인전문클리닉이나 요양병원 등이 급속히 확산되고 있다. 이러한 변화와 더불어 노인 구강건강관리에 대한 대책마련에 대한 준비가 절실하지만, 유감스럽게도 치과계는 아직 이런 변화에 대한 준비와 수용태세가 갖추어지지 않았다고 볼 수 있다. 이에 노인의 생명 연장에 결정적인 영향을 미치는 폐렴과 구강위생과의 관계를 알아보고, 노인들의 적절한 구강위생관리에 의해 흡인성 폐렴의 발생을 줄이는 데 도움이 되고자 한다.

1) 노인에게 구강위생관리란?

노인들에게 구강위생 문제는 장기간의 관리를 필요로 하며 전신적 질환이 진행됨에 따라 점점 더 악화되는 경우가 많다. 앞서 설명했듯이 노인건강관리에 대한 지원이 늘어나고 있지만, 좀 더 중요시 여겨지는 질환들에 비해 구강위생관리는 소홀히 여겨지는 경향이 있다. 따라서 일반적으로 요양원에 사는 노인들의 일상적인 구강위생관리는 의치를 발포성 의치세정제를 넣은 물에 담가놓는 것 정도를 의미하였다(그림 12-8). 그러나 현실에서는 구강을 깨끗이 하고 혀를 닦는 것조차도 거의 이루어지지 않고 있다. 현재 점점 더 많은 수의 자연치아가 노령에도 존재하기 때문에 노령에서 고정성 국소의치나 가철성 국소의치의 비율이 늘어나고 있다. 이러한 치아들은 좀 더 세밀하게 구강위생관리가 요구되나, 이는 현재 간병인이 도와줄 수 있는 한계를 넘어서는 것일 것이다. 12

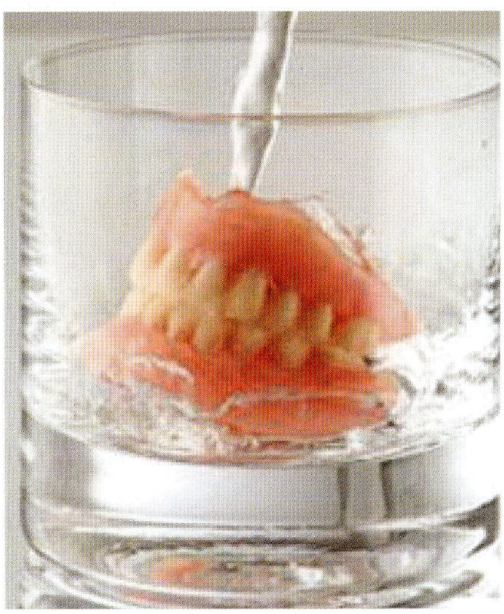

그림 12-8. 발포성 의치세정제에 넣어 보관되는 의치.

특히 심각한 전신질환을 가진 노인은 협조도가 낮거나 의지가 약하기 때문에 구강에 대한 걱정은 관심사에서 점점 멀어지기 쉽다. 게다가 노인들은 민첩성이 부족하고 보조자의 도움 없이는 구강위생관리를 적절히 수행할 능력이 부족하다. 그 결과 우리는 노인의 구강에서 감염, 치주질환에 중대한 위험을 야기할 수 있는 많은 양의 박테리아성 물질을 발견할 수 있게 된다.

2) 흡인성 폐렴: 불량한 구강위생이 주요원인

노인인구는 각종 만성 질환에 이환되는 비율이 높으며 특히 호흡기계 방어능력 저하로 폐렴 발생률이 증가한다. 지역획득폐렴(community acquired pneumonia; CAP) 환자의 평균연령은 63.1~65.8세로 중증폐렴 입원환자의 65%가 60세 이상 노인인 것으로 보고되었다.

흡인성 폐렴은 음식물, 타액, 치태가 혼합된 구강 내 이물질이 기도와 폐로 들어가서 발생하게 된다. 건강한 성인 또한 수면 시 구인두 분비물을 흡인하게 되지만 이들은 기침, 섬모작용, 즉각적인 면역반응을 통해 기도를 보호하게 된다. 연령이 증가하고 기능이 감소하여 이러한 체계가 손상된다면 노인은 흡인성 폐렴에 더 취약하게 된다. 인지장애, 뇌졸중 등 연하를 무력하게 하는 질환들이 이물질을 흡인하게 하는 위험요인이다(그림 12-9).

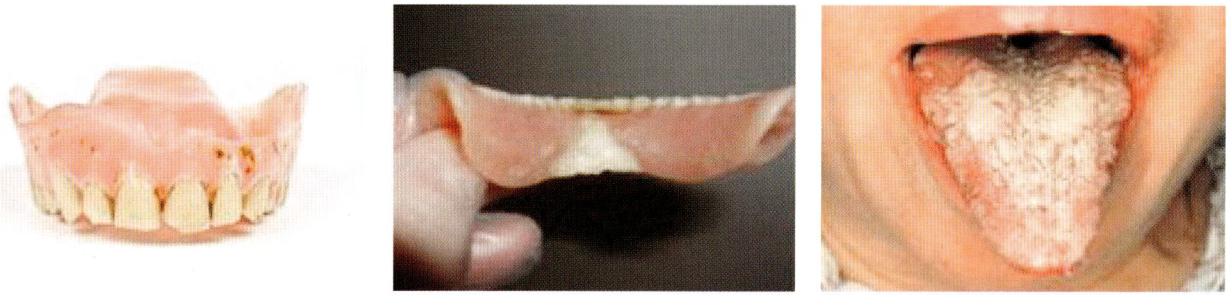

그림 12-9. 불량한 구강위생으로 인한 의치와 혀에 침착된 세균들.

연구결과, 폐렴으로 입원한 환자의 폐포기관지 세척(bronchoalveolar lavage)의 샘플에서 의치의 치태의 미생물, 치주질환과 관련된 세균들이 발견되었다. Qualiarello 등은 불량한 구강위생이 요양원 거주자들에서 폐렴의 가장 흔한 위험인자라고 하였다. 그는 9개의 위험요소 중에서 부적절한 구강관리, 연하의 어려움이 흡인성 폐렴과 크게 관련이 있다고 하였다. 이러한 발견과 유사하게 10개 이상의 자연치를 가지고 있고 치주탐침검사에서 4mm 이상의 치주낭을 보이는 환자는 치주낭이 없는 환자보다 폐렴으로 사망할 확률이 3.9배 높다고 하였다. 구강병소는 자연치의 발치 후에도 남아 있을 수 있다. 또한 무치악 환자에서도 혀에 있는 병소는 흡인성 폐렴의 위험인자가 될 수 있다.

Barlett 등은 구강 내 오염을 피해 기도에서 객담을 채취한 결과, 가래에서 구강 내 미생물들이 관찰된다고 하였다. 이는 질병이 있는 구강이 병소의 원인이 될 수 있다고 하였다. 또한 구강 내 위험요인과 흡인성 폐렴의 상관관계를 연구한 Margaret 등의 연구에서도 우식, 치주적 병소 등이 흡인성 폐렴의 위험요소가 될 수 있다고 하였다.

3) 올바른 구강위생관리에 대한 연구들

구강위생관리가 폐렴의 발병률에 영향을 미치는지에 대한 연구 중, 일본의 11개 요양원 417명의 노인들에게서 무작위로 구강위생관리그룹과 구강위생관리를 받지 않은 그룹으로 나누어 실행한 연구가 있다. 식후 매번 5분간의 칫솔질을 하도록 교육받았고 일주일에 한 번씩 전문적인 위생관리가 행해졌다. 필요하다고 판단되면 povidone, iodine 세척도 행해졌다. 관찰기간은 2년이었으며 구강위생관리를 행하지 않은 그룹에서 182명 중 34명의 환자에서 폐렴이 발생했으며 구강위생관리를 받은 환자에서는 184명 중 21명의 환자에서 폐렴이 발생하였다. 구강위생 관리를 받지 않은 군에서 약 1.6배의 폐렴이 발생하였다. 이렇듯 자가 관리가 어려운 노인의 경우 구강위생관리를 수행하기 어렵고 따라서 세균집락화가 증가하여 흡인성 폐렴 발생위험을 높이게 된다. 따라서 구강위생에 대한 자가 관리능력이 저하된 대상자에게 효과적이고 규칙적인 구강관리를 제공함으로써 세균의 집락화를 예방하여 흡인되는 세균의 양을 줄여주는 구강위생관리중재가 필요하다. 다른 연구들도 이러한 결과를 어느 정도 뒷받침해 준다(그림 12-10).

Vam der Mareel-Wiernik 등은 식사 후 칫솔질과 하루에 한 번 가철성 의치(부분틀니)의 세정, 일주일에 한 번씩 전문적인 구강위생관리가 흡인성 폐렴의 발병률을 감소시키는 데 가장 효과적인 방법이라고 하였다(그림 12-11).

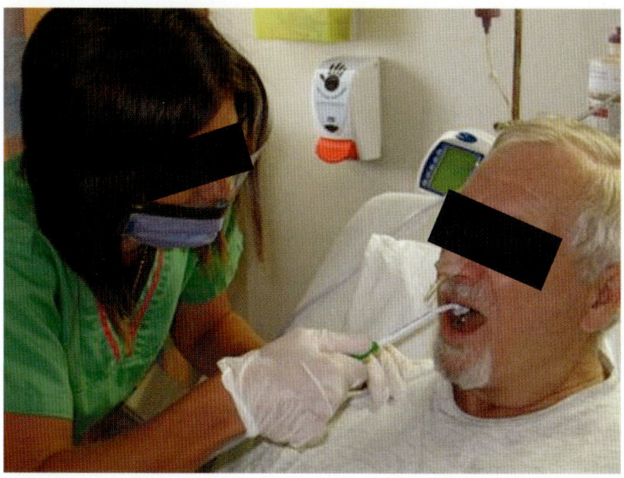

그림 12-10. 요양원에서 관리해 주는 치과위생사(식후 하루에 3번 양치질 해준다).

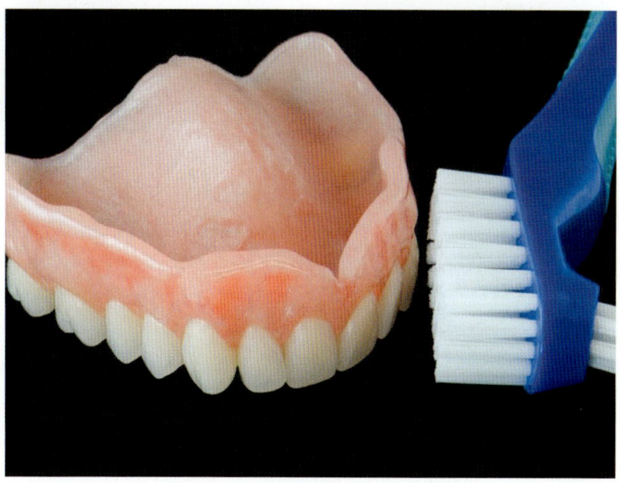

그림 12-11. 하루 한 번 의치 세척.

12

Koichiro 등은 구강위생관리가 흡인성 폐렴을 예방하는 데 도움을 준다고 하였으며 연하와 식습관을 개선하여도 예방에 도움이 된다고 하였다. 그는 구강 내 수분 유지, 혀와 구개를 포함한 전반적인 구강세정을 통하여 흡인성 폐렴의 발병을 최대한 막을 수 있다고 하였다.

일반적으로 잘 때는 가철성 의치(틀니)를 빼고 자라고 추천하지만 정신적, 기능적인 이유로 환자들이 의치를 수면 동안 장착하는 경우가 있다. Iinuma 등은 임상연구에서 수면 시 의치를 장착하면 고령의 환자에서 폐렴의 위험성이 2배로 증가한다는 것을 밝혀냈다. 수면 시 의치를 빼두는 것은 환자 자신이 할 수 있으며 인력이나 비용을 필요로 하지 않는 간편한 구강위생관리법이라고 강조하였다. 게다가 구강위생관리는 폐렴을 예방할 뿐만 아니라 일상에서의 활동과 인식에 긍정적인 효과를 줄 수 있다(그림 12-12).

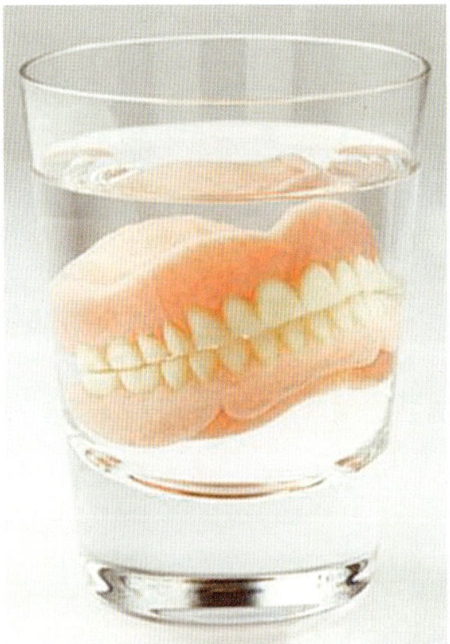

그림 12-12. 수면 시 의치세정제에 담그기.

4) 결론

노인에게서 흡인성 폐렴을 감소시키기 위한 방법은 다음과 같이 요약할 수 있다.

첫째, 특히 요양원 등 시설보호 중인 노인에게 구강위생관리 교육과 행위가 이루어지도록 해야 한다.

둘째, 식후 하루 세 번 칫솔질과 혀를 닦도록 해야 한다.

셋째, 하루에 한 번 의치를 깨끗이 닦아 준다.

넷째, 수면 시 의치를 장착하지 않도록 교육하고, 발포성 의치세정제를 넣은 물에 담가두도록 한다.

위와 같은 노인들의 적절한 구강위생관리법으로 고령에서의 흡인성 폐렴 발병률을 감소시킬 뿐만 아니라 노인들이 비교적 쉽게 수행할 수 있으며 결국 노인의 수명 연장까지도 긍정적인 효과를 보일 것이다.

참고문헌

1. Genco RJ, Ho AW, Grossi SG, Dunford RG, Tedesco LA: Relationship of stress, distress and inadequate coping behaviors to periodontal disease. J Periodontol 1999;70:711-723.
2. Haraszthy VI, Zambon JJ, Trevisan M, Zeid M, Genco RJ: Identification of periodontal pathogens in atheromatous plaques. J Periodontol 2000;71:1554-1560.
3. Maciąg J, Osmenda G, Nowakowski D, Wilk G, Maciąg A, Mikołajczyk T, Nosalski R, Sagan A, Filip M, Dróżdż M, Loster J, Guzik TJ, Cześnikiewicz-Guzik M: Denture-related stomatitis is associated with endothelial dysfunction. Biomed Res Int 2014;2014:474016.
4. Arendorf TM, Walker DM: Denture stomatitis: a review. J Oral Rehabil 1987;14:217-227.
5. Pires FR, Santos EB, Bonan PR, De Almeida OP, Lopes MA: Denture stomatitis and salivary Candida in Brazilian edentulous patients. J Oral Rehabil 2002;29:1115-1119.
6. Przybyłowska D, Rubinsztajn R, Chazan R, Swoboda-Kopeć E, Kostrzewa-Janicka J, Mierzwińska-Nastalska E: The prevalence of oral inflammation among denture wearing patients with chronic obstructive pulmonary disease. Adv Exp Med Biol 2015;858:87-91.
7. 신종우: 최신 심미보철을 위한 Atlas of Precision Attachment. 신흥인터네셔날, 2003.
8. Müller F, Duvernay E, Loup A, Vazquez L, Herrmann FR, Schimmel M: Implant-supported mandibular overdentures in very old adults: a randomized controlled trial. J Dent Res 2013;92:154S-160S.
9. Chung CH, Choi MS, Kim OH: Patient Education for Denture Wearer. Chosun University Oral Biology Research 1987;11:155-175.
10. Abe S, Ishihara K, Adachi M, Okuda K: Tongue-coating as risk indicator for aspiration pneumonia in edentate elderly. Arch Gerontol Geriatr 2008;47:267-275.
11. Adachi M, Ishihara K, Abe S, Okuda K.: Professional oral health care by dental hygienists reduced respiratory infections in elderly persons requiring nursing care. Int J Dent Hyg 2007;5:69-74.
12. Awano S, Ansai T, Takata Y, Soh I, Akifusa S, Hamasaki T, et al.: Oral health and mortality risk from pneumonia in the elderly. J Dent Res 2008;87:334-339.
13. Bassim CW, Gibson G, Ward T, Paphides BM, Denucci DJ: Modification of the risk of mortality from pneumonia with oral hygiene care. J Am Geriatr Soc 2008;56:1601-1607.
14. El-Solh AA: Association between pneumonia and oral care in nursing home residents. Lung 2011;189:173-180.
15. Muller F: Oral hygiene reduces the Mortality from Aspiration Pneumonia in Frail Elders. JDR Clinical Research Supplement, March 2015.
16. Iinuma T, Arai Y, Abe Y, Takayama M, Fukumoto M, Fukui Y, et al.: Denture wearing during sleep doubles the risk of pneumonia in the very elderly. J Dent Res 2015;94(3 Suppl):28S-36S.
17. Imsand M, Janssens JP, Auckenthaler R, Mojon P, Budtz-Jorgensen E: Bronchopneumonia and oral health in hospitalized older patients. A pilot study. Gerodontology 2002;19:66-72.

18. Janssens JP, Krause KH: Pneumonia in the very old. Lancet Infect Dis 2004;4:112-124.
19. Ueda K: Preventing aspiration pneumonia by oral health care. JMAJ 2001;54:39-43.
20. Terpenning MS, Taylor GW, Lopatin DE, Kerr CK, Dominguez BL, Loesche WJ: Aspiration pneumonia: dental and oral risk factors in an older veteran population. J Am Geriatr Soc 2001;49:557-563.
21. Quagliarello V, Ginter S, Han L, Van Ness P, Allore H, Tinetti M: Modifiable risk factors for nursing homeacquired pneumonia. Clin Infect Dis 2005;40:1-6.
22. Scannapieco FA, Bush RB, Paju S: Associations between periodontal disease and risk for nosocomial bacterial pneumonia and chronic obstructive pulmonary disease. A systematic review. Ann Periodontol 2003;8:54-69.
23. Shariatzadeh RM, Huang JQ, Marrie TJ: Differences in the features of aspiration pneumonia according to site of acquisition: community or continuing care facility. J Am Geriatr Soc 2006;54:296-302.
24. Sjogren P, Nilsson E, Forsell M, Johansson O, Hoogstraate J: A systematic review of the preventive effect of oral hygiene on pneumonia and respiratory tract infection in elderly people in hospitals and nursing homes: effect estimates and methodological quality of randomized controlled trials. J Am Geriatr Soc 2008;56:2124-2130.
25. Van der Maarel-Wierink CD, Vanobbergen JN, Bronkhorst EM, Schols JM, de Baat C: Meta-analysis of dysphagia and aspiration pneumonia in frail elders. J Dent Res 2011;90:1398-1404.
26. Van der Maarel-Wierink CD, Vanobbergen JN, Bronkhorst EM, Schols JM, de Baat C: Oral health care and aspiration pneumonia in frail older people: a systematic literature review. Gerodontology 2013;30:3-9.
27. Welte T, Torres A, Nathwani D: Clinical and economic burden of community-acquired pneumonia among adults in Europe. Thorax 2012;67:71-79.
28. Yoneyama T, Yoshida M, Matsui T, Sasaki H: Oral care and pneumonia. Oral Care Working Group. Lancet 1999;354:515.
29. Yoneyama T, Yoshida M, Ohrui T, Mukaiyama H, Okamoto H, Hoshiba K, et al.: Oral care reduces pneumonia in older patients in nursing homes. J Am Geriatr Soc 2002;50:430-433.
30. 박명숙, 최스미. 흡인성 폐렴 노인과 지역사회획득 폐렴 노인의 임상양상 비교. 노인간호학회지 2008;10:142-151.

찾아보기

저자소개

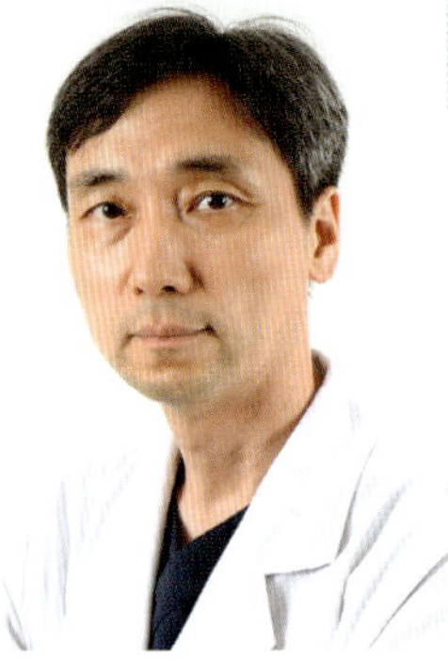

이 정 열 교수

학력 사항

1980.2. 서울 동성고등학교 졸업
1986.2. 경희대학교 치과대학 졸업
2000.2. 경희대학교 대학원 치의학 석사
2002.8. 경희대학교 대학원 치의학 박사

경력 사항

1986.3-1987.2. 고려대학교 혜화병원 인턴
1987.3-1989.2 고려대학교 혜화병원 치과 전공의
1989.2-1992.4. 육군 복무(대위: 치과 보철과 군의관)
1993.3-1995.1. 고려대학교 안암병원 치과 임상강사
1995.2-1996.2. 고려대학교 안산병원 임상강사 및 치과과장 직무대리
1996.3-2011.2. 월드치과의원 원장
2003.9.-현재 고려대학교 임상치의학대학원 시간강사 및 겸임교수
2011.3.-현재 고려대학교 구로병원 임상교수
2014.2.-현재 고려대학교 구로병원 치과 과장 직무대리

학회 활동

2002 대한치과보철학회 이사 및 전문의위원회 간사
2007-2009 대한치과보철학회 이사
2011-2013 대한노년치의학회 보험이사

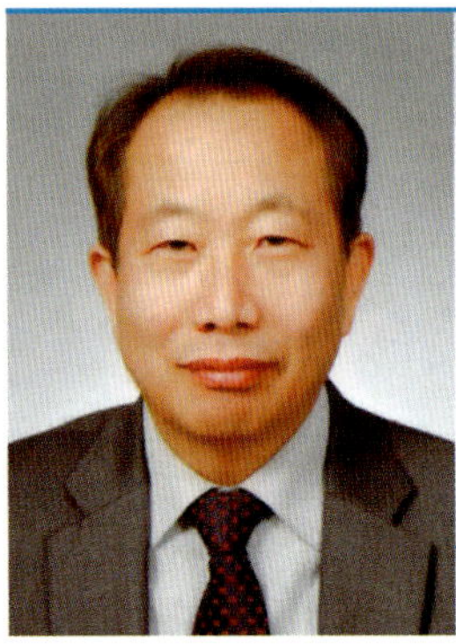

신 상 완 교수

학력 사항

1967-1970 군산고등학교 졸업
1971-1977 서울대학교 치과대학 졸업(DDS)
1978-1981 서울대학교 보건대학원 보건학석사(MPH)
1983-1989 고려대학교 의과학대학원 의학박사(PhD)
1990-1991 영국 King's College London, 치과보철학석사(MSc)

경력 사항

1977-1980 한양대학교병원 치과보철과 전공의
1983-현재 고려대학교 의과대학 전임강사, 조교수, 부교수, 교수
2000-2001 캐나다 토론토대학교 임플란트연구소/보철과, 방문교수
2000-현재 고려대학교 임상치의학대학원 고급치과보철학과 주임교수
2004-2008 고려대학교 임상치의학대학원장, 치과학교실 주임교수
2006-2006 미국 워싱턴대학교 임상치의학연구센터 방문연구원
2010-2010 캐나다 UBC 보철과(노인치과연구소) 방문교수

학회 활동

2007-2009 대한치과보철학회 회장 및 아시아치과보철학회(AAP) 회장
2009-2010 아시아임플란트학회(AAO) 공동회장
2010-2011 세계치과연구연맹(IADR) 임플란트연구분과(IRG) 회장
2010-2011 세계치과보철학회(ICP) 공동회장
2011-2012 세계치과연구연맹(IADR) 한국지부 회장

Implant Overdenture의 핵심 원리와 실전 노하우

발행일	2017년 5월 17일(1판 1쇄) 2018년 9월 10일(1판 2쇄)
저 자	이 정 열 · 신 상 완
발행인	최 용 원
편 집	장 순 임
표 지	김 경 옥
교 정	홍 혜 미
발행처	**대한나래출판사**
등 록	제2012-000051호(1994.6.10)

주 소	서울특별시 성동구 성수2로 147 (성수동2가 289-319번지) 아이에스비즈타워 903호
전 화	(02) 922-7080
팩 스	(02) 922-0841
이메일	nrpub@naver.com

ISBN 978-89-5741-505-4 **정가 70,000원**

www.dhpub.com